JN260273

Format of Observation for Social Communication (FOSCOM)

対人コミュニケーション行動観察フォーマット

Manual

著：東川　健
　　宇佐美　慧
　　宇井　円
　　梶縄　広輝
　　古森　一美
　　田中　里実

協力：NPO法人
　　　言語発達障害研究会

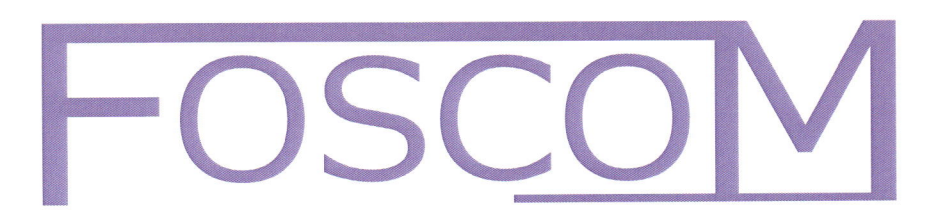

FOSCOM

エスコアール

はじめに

　コミュニケーションという言葉は，どこか謎めいた印象を醸し出し，多くの人を惹きつける．私も，コミュニケーションに魅了された人間の一人である．一方で，そのコミュニケーションを謎めいたもの，単なる学術的な興味の対象として留まらせておくことのできない人間の一人でもある．なぜなら，コミュニケーションは本や映像の中でのみ行われているのではなく，今ここでそして常に目の前で行われているからである．言語聴覚士である私は，日々目の前の子ども達と，新しい，しかしどこかで経験したことのあるコミュニケーションを繰り返している．そんな古くて新しいとでもいおうか，そんなコミュニケーションを，しっかり捉えること，それがこの対人コミュニケーション行動観察フォーマット（FOSCOM）の出発点である．

　このFOSCOMが今の形になるまでに，実に色々なコミュニケーション，相互作用があった．遡れば，2001年9月に行われた当時の言語発達遅滞研究会（現在のNPO法人言語発達障害研究会）の定例会で「コミュニケーション態度の評価とその活用についての提案」というタイトルで報告し，臨床の先輩方から様々なご意見，ご助言を頂いた．そもそも，このコミュニケーションという領域が言語行動の1側面である，という枠組みを教えてくれた国リハ式＜Ｓ－Ｓ法＞言語発達遅滞検査及びその指導法との出会いがなければ，何も始まらなかった可能性さえある．その後周囲からの様々な支えがあり実現した2005年～2006年の米国のTEACCHプログラムへの研修生としての留学．そこでの経験，特に多くの評価ツールを用いての臨床的な実践とそれまでの自分の視点を重ね合わせることに没頭した経験がなければ，実現できなかったであろう．そして帰国後も，厳しくご指導，ご鞭撻頂いた先輩方と，前向きに，正直に，真摯にFOSCOMの開発にエネルギーを注いでくれた開発メンバーの存在がなければ，まさにFOSCOMは絵に描いた餅になったかもしれない．

　改めて，本研究プロジェクトに全面的に支援を頂いたNPO法人言語発達障害研究会，FOSCOMの枠組み全体に常に示唆深いご助言を頂いた佐竹恒夫氏，本マニュアルの校正を担当して頂いた伊東由紀氏，フォーム作成にご助言を頂いた飯塚直美氏，本研究のデータ収集にご協力頂いた足立さつき氏，池田泰子氏，マニュアル出版に尽力して頂いたエスコアールに深く感謝申し上げます．

2013年8月

執筆者代表　東川　健

目次

はじめに …………………………………………………………………………………… 3

第一章　概要　　　　　　　　　　　　　　　　　　　　　　　　　　　　7

FOSCOM の考え方及び基本的特徴 ………………………………………………… 8
FOSCOM の開発経過 ………………………………………………………………… 14
FOSCOM の構成 ……………………………………………………………………… 15

第二章　実施手続き　　　　　　　　　　　　　　　　　　　　　　　17

実施順序 …………………………………………………………………………………… 17
　①言語発達検査中の場面設定・行動観察とローデータの記入 ……………………… 17
　② FOSCOM 記述／評点化フォームへの具体例の記述 ……………………………… 20
　③ FOSCOM 記述／評点化フォームの行動評価基準へのチェック ………………… 21
　④ FOSCOM 記述／評点化フォームでの評点化 ……………………………………… 23
　⑤ FOSCOM サマリーでの下位領域別得点・総得点の目安の記入 ………………… 29
　⑥ FOSCOM サマリーでの行動観察のまとめの記述 ………………………………… 31
　⑦ FOSCOM サマリーでの他の領域からの情報を含めたまとめ・支援の方向性の記述 … 35

項目別の観察手続き ……………………………………………………………………… 37
A：対人コミュニケーション行動の相互性とプロセス ………………………………… 37
A－1：他者からの働きかけに対する反応（応答性） ………………………………… 37
　項目1．身体的・直接的な遊びへの誘いかけに対する反応 ………………………… 37
　項目2．材料を用いた遊びへの誘いかけに対する反応 ……………………………… 40
　項目3．うなずきを伴う返事 …………………………………………………………… 44
　項目4．課題，指示などへの反応 ……………………………………………………… 46
　項目5．あいさつに対する反応 ………………………………………………………… 48
　項目6．活動の終了への反応 …………………………………………………………… 50

A－2：他者への働きかけ（意思表示） ………………………………………………… 52
　項目7．注意喚起を中心としたコミュニケーションの開始 ………………………… 52
　項目8．要求 ……………………………………………………………………………… 54
　項目9．拒否・否定的な感情表現 ……………………………………………………… 57
　項目10．報告 …………………………………………………………………………… 59

A－3：継続性 …………………………………………………………………………… 61
　　　項目１１．相互交渉，話題の維持 …………………………………………………… 61
　　　項目１２．「わからない」 ……………………………………………………………… 63

　B：他者への注目・距離・表情変化 ………………………………………………………… 65
　　　項目１３．視線 ………………………………………………………………………… 65
　　　項目１４．体の向き，物理的な距離 ………………………………………………… 67
　　　項目１５．社会的な距離感 …………………………………………………………… 69
　　　項目１６．ポジティブな表情 ………………………………………………………… 71
　　　項目１７．ネガティブな表情 ………………………………………………………… 73
　　　項目１８．複雑，微妙な表情 ………………………………………………………… 74
　　　項目１９．全体の表情変化 …………………………………………………………… 76

　C：特徴的なコミュニケーション行動 …………………………………………………… 77
　　　項目２０．身ぶり動作の乏しさ，不自然さ ………………………………………… 77
　　　項目２１．不自然なプロソディ（速度，抑揚），声量，高さ ……………………… 79
　　　項目２２．特定の音韻パターンへの強い反応 ……………………………………… 80
　　　項目２３．独語 ………………………………………………………………………… 81
　　　項目２４．意図特定困難な発話，身ぶり …………………………………………… 82
　　　項目２５．エコラリア（即時・遅延），反響動作 …………………………………… 84
　　　項目２６．パターン的，反復的な言語，身ぶり …………………………………… 86
　　　項目２７．大人びた表現，難解な語の使用 ………………………………………… 88
　　　項目２８．新作言語・独特な表現 …………………………………………………… 89
　　　項目２９．話題・興味・視点の偏り ………………………………………………… 91
　　　項目３０．冗長な，まとまりのない，細部にわたる表現 ………………………… 93
　　　項目３１．指示理解，状況理解の弱さや狭さ，独特さ …………………………… 94

第三章　FOSCOM の妥当性・信頼性　　97

Ⅰ．妥当性の検証 ……………………………………………………………………………… 97

　1．方法 ………………………………………………………………………………… 97
　　1.1　対象児および利用場面 ……………………………………………………… 97
　　1.2　分析に利用した変数の概要 ………………………………………………… 98
　　1.3　分析に利用したソフトウェア ……………………………………………… 98

　2．結果と考察 ………………………………………………………………………… 99
　　2.1　診断分類別にみた検査得点の記述統計に基づく基準関連妥当性の検証 ………… 99
　　2.2　他の変数間との相関に基づく基準関連妥当性の検証 …………………… 102
　　2.3　検証的因子分析に基づく因子的妥当性の検証 …………………………… 103

Ⅱ．信頼性の検証 …………………………………………………………………………… 105

　1．内的整合性の検証 ………………………………………………………………… 105
　　1.1　方法 …………………………………………………………………………… 105
　　1.2　結果と考察 …………………………………………………………………… 105

　2．評定者間・評定者内安定性の検証 ……………………………………………… 106
　　2.1　方法 …………………………………………………………………………… 106
　　2.2　結果と考察 …………………………………………………………………… 107

Ⅲ．結論 ……………………………………………………………………………………… 108

第四章　症例および結果の解釈について　　109

症例 …………………………………………………………………………………………… 109
FOSCOM の結果の解釈と支援の方向性について ……………………………………… 124

文献 …………………………………………………………………………………………… 126

第一章　概要

　対人コミュニケーション行動は多様であり，その評価は言語発達の検査や知能検査におけるそれとは異なり，評価，行動観察者の主観的な判断が介在する余地が多く，困難を伴う．さらに自閉症スペクトラム（Autism Spectrum Disorders）の概念の普及，浸透[1]に伴い，定型発達と非定型発達の連続性が問われるようになり，ある人の対人コミュニケーション行動が「通常」であるかそうでないか，の判断はより一層難しくなってきている．しかし一方で，子どもの「通常と異なる」行動を早期に捉え，その特性に応じた療育的な関わりを提供する早期発見，早期対応の重要性も求められている．

　このような情勢の中，言語・コミュニケーションへの関わりを専門とする言語聴覚士などの専門職種に求められているのは，子どもの行動を共有可能な形で記録することにあり，その判断の「根拠」を明示していくことではないだろうか．ここで言う「根拠」とは，単なる漠然とした印象ではなく，「どのような状況で，どのような行動があったか」という特定可能な行動の記述に他ならない．前述したように，特に対人コミュニケーション行動の評価には主観的な判断が介在する．これはある意味では避けられないことであろう．例えば，「違和感」ということも主観的な判断に含まれるが，同時にこの違和感は，対人コミュニケーション行動の評価にとって欠かすことのできない所見なのである．ここで重要なのは，「何（どの行動）が（評価者に）違和感を覚えさせたか」を記録することである．そのことによって，評価者個人の主観的な判断だけでなく，他の評価者も共有あるいは検証可能な判断になるのである．この「通常と異なると思われる根拠の明示と共有」という目標のために，対人コミュニケーション行動観察フォーマット（Format of Observation for Social Communication：以下FOSCOM）が作成された．

　FOSCOMの基本的なコンセプトを以下の内容に要約する．

　個別検査場面で観察される子どもの対人コミュニケーション行動について，通常期待される反応や通常と異なる行動を具体的に記述し，専門家間で共有可能な形にすることで，子どもの対人コミュニケーションの特徴を把握し，彼らを支援するための一つの情報源とする．

FOSCOMの考え方及び基本的特徴

1）対人コミュニケーション行動の領域とそのイメージ

　対人コミュニケーション行動は，従来の国際的診断基準に含まれる対人的な相互交渉[2),3)]あるいは社会性と言われる領域とコミュニケーションの領域の2つから成る．この対人相互交渉とコミュニケーションの領域を明確に分けることが難しい，とされており，FOSCOMではあえて両者を分けることには拘泥していない[4)]．

　また，別の観点から述べると，対人コミュニケーション行動は，国リハ式＜S－S法＞言語発達遅滞検査（以下＜S－S法＞）[5)]の言語行動の3側面におけるコミュニケーション態度とその意味内容はほぼ重なる．つまり，狭義の記号学習，認知学習を除いた広大な領域であり，パラ言語的な側面も含めた語用論(pragmatics)，コミュニケーション機能，動的なコミュニケーション（発信者・受信者間でかわされるコミュニケーションの微視的な時間的過程），興味・内容・話題，状況文脈の理解などが含まれる[6)]．

　統一されたコミュニケーションモデルはないが，FOSCOMにおける対人コミュニケーション行動のイメージを以下に図1-1で示す．まず，応答性と意思表示は，対人コミュニケーション行動の相互的な面とその過程（プロセス）であり，これはFOSCOMの下位領域Aにあたる．ついで，表情や視線，相手との距離，距離感などのパラ言語的な面は，主にFOSCOMの下位領域Bを構成する．そして，対人コミュニケーション上の問題が

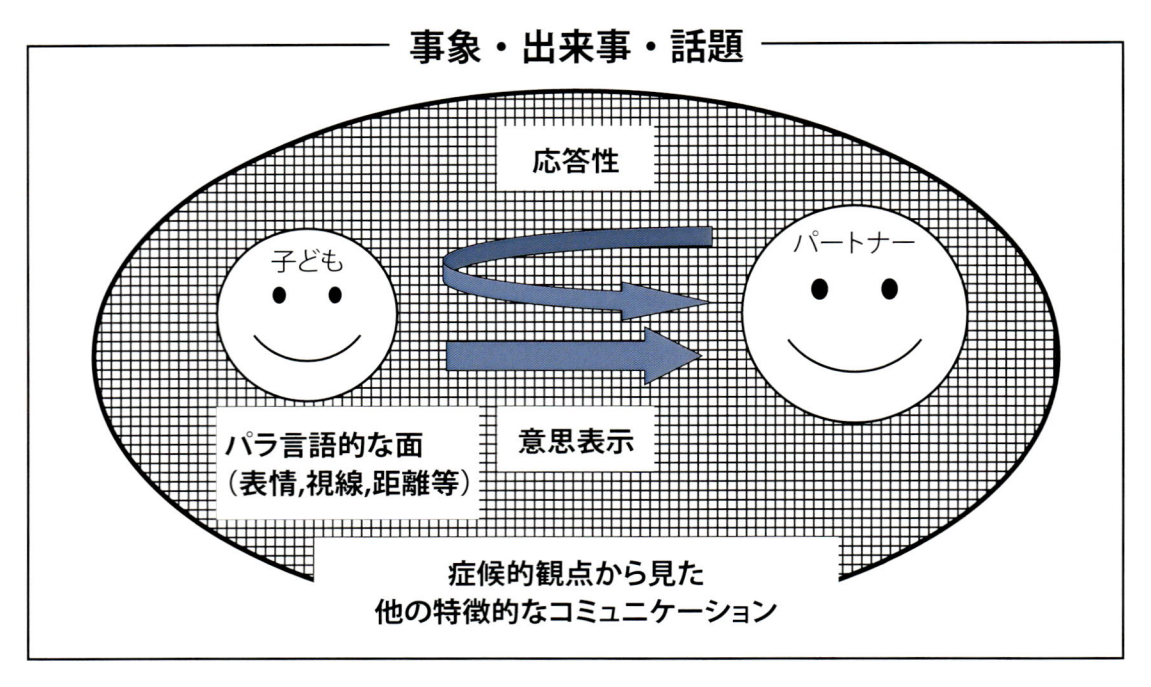

図1-1　FOSCOMにおける対人コミュニケーション行動のイメージ

集約される自閉症スペクトラムの症候的な観点を含んだ特徴的なコミュニケーションは，下位領域Cに位置づけられ，一部身ぶりなどのパラ言語的な側面も含んでいる．このような対人コミュニケーション行動は，色々な事象・出来事・話題という小宇宙の中で行われており，それぞれがダイナミックに関連づけられている．FOSCOMが対象としている個別検査場面もそういった小宇宙の一つなのである．

2）フォーマットとは

Bruner(1982)[7]らが，親子の間で行われる「いないいないばあ」などの遊びに関連して述べたように，フォーマットとは，「一定の規則に基づいた縮図と言える世界」であり，その中で，大人と子どもがお互いに対して，あるいは一緒に物事を行う．言い換えれば，フォーマットとは，パターン化されたシナリオである．検査場面もある意味では，大人と子どもの共同関与であり，そこには様々なフォーマットが存在する．各フォーマットを行動観察のポイントとして，パッケージ化したものがFOSCOMである．

3）2つの観点と5つの行動評価基準

子どもの反応が通常と異なると感じられる行動を，FOSCOMでは，その行動の程度と質から2つの観点で捉える．過小・潜在的の観点と過剰・顕在化の観点である．例えば，図1-2のように相手に注目しない，視線が合いづらい，合う時と合わない時がある，というような場合である．他方，通常よりも相手を凝視するような，通常よりも過度に見られる場合も，通常と異なると感じる．前者が，過小・潜在的の観点，後者が過剰・顕在化の観点である．カナーが記述した症例[8],[9]には，前者の過小・潜在的の観点での所見を示すケースが多いと思われる．その他，相手への働きかけが乏しい，返事が不明確である，表情変化が乏しいなどがこの観点に含まれる所見である．言い換えれば，子どものコミュニケーション意図が行動として表れないという意味で潜在的である状態である．一方，アスペルガー[10]が記述したようなケースの中で，他者への働きかけが見られるものの，過度であるような行動は，後者の過剰・顕在化の観点に含まれる．拒否が自傷行為などの問題行動として現れるような場合は，子どもの意図が行動として顕在化していると考え，後者の観点に含まれる．この2つの観点での観察の枠組みにより多様な行動を示す自閉症スペクトラムの子どもの行動をより的確に，かつ体系的に捉えることが可能になると考えた．

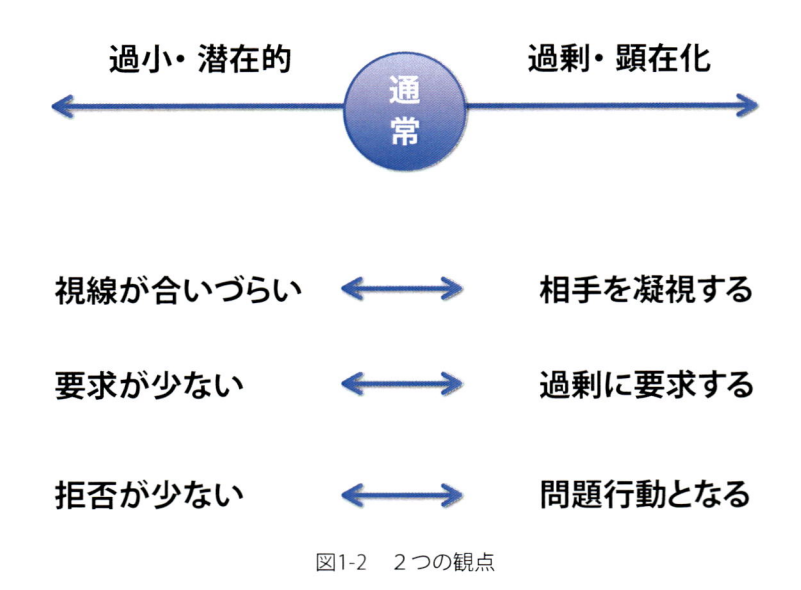

過小・潜在的　　　　　　　　　　過剰・顕在化
←――――――――――（通常）――――――――――→

視線が合いづらい　　⟷　　相手を凝視する

要求が少ない　　　　⟷　　過剰に要求する

拒否が少ない　　　　⟷　　問題行動となる

図1-2　2つの観点

　この枠組みに基づき，図1-3のように通常期待される反応を中心として，過小・潜在的の観点には，「弱い・一貫性に欠ける」，「ない・極めて乏しい」，の2つの評価基準，過剰・顕在化の観点には，「やや過度・行動としてやや顕在化」，「過度・行動として顕在化」，の2つの評価基準，計5つの評価基準へのチェックが可能である．

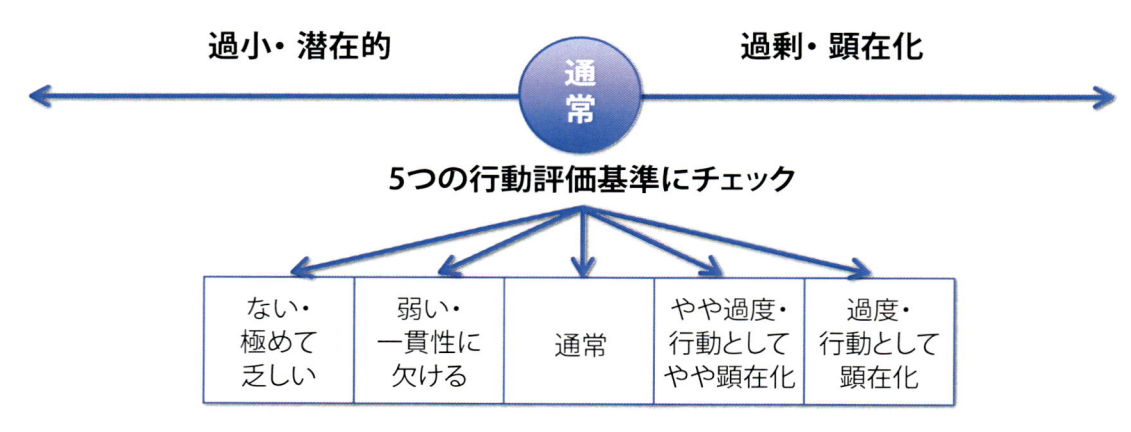

過小・潜在的　　　　　　　　　　過剰・顕在化
←――――――――――（通常）――――――――――→

5つの行動評価基準にチェック

| ない・極めて乏しい | 弱い・一貫性に欠ける | 通常 | やや過度・行動としてやや顕在化 | 過度・行動として顕在化 |

図1-3　5つの行動評価基準

　なお，特徴的なコミュニケーション行動については，通常と異なる所見が顕在化したものと考え「目立たない」，「やや目立つ」，「目立つ」の3つ行動評価基準で評定を行う．

4）違和感の数量化
　5つの評価基準へのチェックの作業は，行動を質的に，より体系的に記述する作業で

ある．しかし，質的に通常と異なる所見が多ければ，すなわち「違和感」と言われる印象が強くなるはずである．FOSCOMではあえてこの通常と異なる所見をその程度に応じて評点として数量化することとした．

通常期待される反応の範囲内の行動評価基準にチェックされた場合を0点，「弱い・一貫性に欠ける」と「やや過度・行動としてやや顕在化」とチェックされた場合に1点，「ない・極めて乏しい」，と「過度・行動として顕在化」，を2点としてその評点を合計する（図1-4参照）．

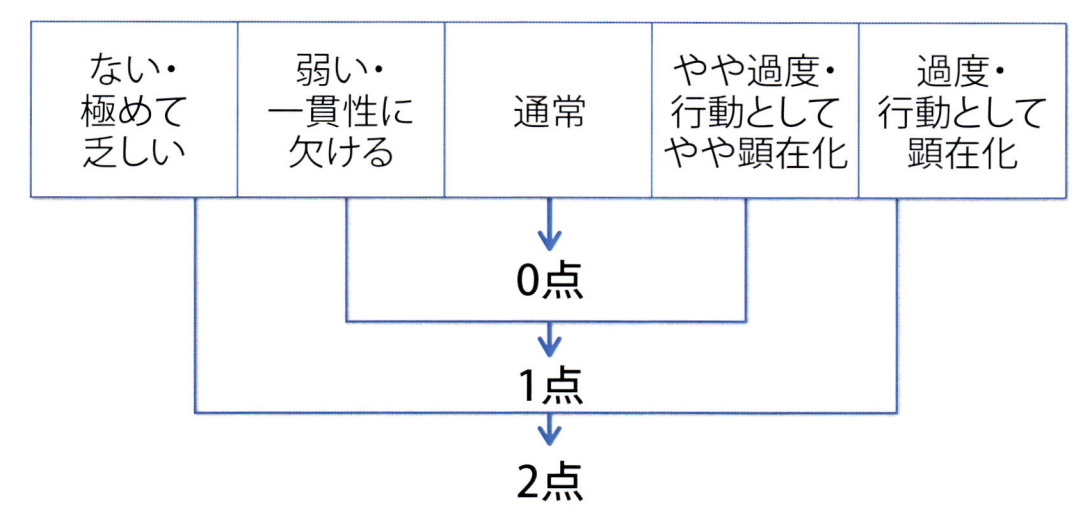

```
┌─────────┬─────────┬──────┬─────────┬─────────┐
│ ない・  │ 弱い・  │ 通常 │ やや過度・│ 過度・  │
│ 極めて  │ 一貫性に│      │ 行動として│ 行動として│
│ 乏しい  │ 欠ける  │      │ やや顕在化│ 顕在化  │
└─────────┴─────────┴──────┴─────────┴─────────┘
                       ↓
                      0点
                       ↓
                      1点
                       ↓
                      2点
```

**5つの行動評価基準に基づき
通常期待される反応からの逸脱の程度に応じて評点化**

図1-4　評点化

5）応答性という概念を広く捉えた行動観察

FOSCOMでは応答性の概念を，「他者からの働きかけに対する反応」として，一般よりも広く捉えている．他者からの働きかけは，指示，誘いかけ，声かけ，社会的な儀礼（あいさつ）など多様である．それに対する，反応の仕方も，働きかけの内容によって異なる．指示に対しては，指示に従う，誘いかけに対しては応じる，あるいは乗る，声かけに対しては返事をする，あいさつに対してはあいさつで応じる，等の行動が通常想定される．しかし，ここで重要なのは，単に他者からの働きかけに対して子どもが機械的に応じるか，応じないかではなく，他者からの働きかけあるいは文脈によって触発された子どもの意図がどのような形で，どの程度行動として，現れるかが重要なのである．例えば，観察者からの遊びへの誘いかけに対しては，子どもがその誘いかけの意図を理解し，誘い

かけ自体を楽しみ，次の行動を期待するというサイクルによって，相互交渉が循環し，活性化する．そのような相互交渉は，関わる側（ここでは観察者）からすると「関わりやすさ」という印象につながる．その印象の根拠は，「楽しむ」「期待する」という子どもの意図が適度に，適切な形で行動として現れているからである．また，声かけに対してのうなずきなどを伴う返事，場面の移動などの変化や好きな活動の終了に対する応じ方も，応答性に含めた．これは自閉症スペクトラムの子どもの「変化への抵抗性」「同一性保持」を念頭に置いた項目である．「変化への抵抗性」などは，通常対人相互交渉・コミュニケーションの領域とは別に捉えられる事が多いが，FOSCOMではあえて対人コミュニケーション行動の一つとして応答性に含めた．「変化への抵抗性」などの困難さは，実際は他者との相互交渉，コミュニケーションにおいてその問題が現れるからである．その他，他者からのあいさつの要請に対する応じ方も応答性に含んでいる．

6）個別検査場面での行動の観察と記述

対人コミュニケーション行動の観察は，個別の検査場面だけで観察するのではなく，その他の場面の評価（家庭あるいは集団場面）も併せて行う必要がある．しかし，現実の臨床においては，個別の検査室，指導室で子どもと会うことが圧倒的に多い．FOSCOMは，個別検査場面という制限，留保を前提とした上で，より具体的に，体系的な形で行動観察することを目指したものである．従って，FOSCOMのみで，対人コミュニケーション行動をすべて評価したと考えるのは，厳に慎むべきである．

加えて，FOSCOMはあくまで子どもの目に見える行動の観察を重視する．子どもの目に見える行動の背景には，個別検査場面という特殊な環境などの要因，あるいはその日の体調，認知特性，行動特性，感覚過敏などの感覚の問題を含めた子ども本人の要因が考えられる．しかし，FOSCOMでは，あくまで子どもの目に見える行動を具体的，体系的に観察，記述することを第一義的なものとする．従って，子どもの行動の理由やそれに関わる要因についての解釈が第一義的にはならない．例えば，子どもの行動を「新奇場面への不安がある」という解釈から捉えるのではなく，「入室時，表情変化乏しく，保護者の手を握っている．」「一定時間経つと表情変化がみられるようになり，報告などのコメントが過剰にみられる」という具体的な観察，記述をまずは重視する．

7）言語発達検査と並行して行う行動観察

FOSCOMに基づく観察は，言語発達検査などの検査場面における行動観察に基づく．基本的には，＜S－S法＞の手続きになじんでおり，この検査に基づく評価を想定して

いる．例えば，絵カードを用いた遊びへの誘いかけや絵カードの指さしや手渡し時の他者への注目などは，＜S－S法＞の検査教具をイメージしている．また，評定項目の該当基準も，＜S－S法＞の段階に基づいて決定している．例えば，「わからない」などの修正方略の評定は，＜S－S法＞の3語連鎖の理解が通過しているケースに該当する，としている．その他，教材や手続き，該当基準などを考慮した上であれば，FOSCOMに基づく評価は，質問－応答関係検査[11]，絵画語い発達検査（以下PVT-R）[12]などの検査時の行動観察にも応用可能である．

8）特定の行動を誘発する働きかけと反応の設定

　もともと個別の検査場面は，ある意味で高度に構造化されている．従って，子どもの行動は，観察者にとってもある程度予測のつきやすいものとなる．その上で，特定の行動を誘発する様なフォーマットを行動観察場面に挿入することで，特定の行動（例えば，要求，遊びへの誘いかけに対する反応，うなずきを伴う返事等）を観察することが可能になる（表2-1参照）．

9）主に就学前の子どもを対象とした行動観察

　FOSCOMは，主に就学前の子どもを対象としている．また，絵カードを用いる段階はもとより，言語の理解が困難な前言語期の段階の子どもへの適用も想定している．但し＜S－S法＞の段階2＜事物の基礎概念＞にある子ども，つまり目的と手段がある程度分化したレベルを下限の言語発達レベルとして想定している．

　主に，対象年齢を就学前としているのは，＜S－S法＞の対象年齢が就学前であること，FOSCOMの開発の基礎的な研究で，比較的年齢の高い，知的に遅れのない高機能のケースでは，対人コミュニケーションの症状がこのような行動観察では見えにくい傾向がみられたことなどが，主な理由である．

　しかし，今後症例を積み重ねていく中で，言語発達年齢が6歳以下であるケースにおいては，適用可能であることも予測され，今後の検討課題と言える．

10）診断ツールとは異なる，対人コミュニケーション行動の観察に特化したツール

　FOSCOMは，発達障害の診断ツールとは異なる．それは以下の理由による．（1）FOSCOMが直接行動観察に限定していることから，このフォーマットの結果のみで診断を判断することは望ましくないこと，（2）対人コミュニケーション行動に特化した行動観察であり，他の側面も含めた評価が含まれていないこと，である．あくまで，子

どもの対人コミュニケーションの特徴を把握し，彼らを支援する為の「一つの情報源」であることを念頭に置いて用いる必要がある．

FOSCOMの開発経過

FOSCOMの基本的な枠組みは，＜S－S法＞のコミュニケーション態度評価フォームに依拠する．コミュニケーション態度評価フォームは，＜S－S法＞の検査実施中に検査者と子どもの間で交わされる対人コミュニケーション行動をチェックするフォームである．FOSCOMは，コミュニケーション態度評価フォームに以下の三点の変更を加えている．

一点目は，評価項目の見直しである．コミュニケーション態度評価フォームの項目を表1-1のように見直し，項目数を計8項目増やした．二点目は，8）で述べたように特定の行動を誘発する働きかけと反応の設定の追加である．三点目は，評価の観点の変更である．コミュニケーション態度評価フォームでは，主に「適－不適」という評価軸を用いたが，FOSCOMにおいては前述したように過小・潜在的と過剰・顕在化の2つの観点から評価する枠組みを加えた．

表1-1 コミュニケーション態度評価フォームとFOSCOMの項目対照表

＜S－S法＞コミュニケーション態度フォーム

		項目数
コミュニケーション行動の相互性	全体として	1
	他者からの働きかけに対する反応（応答性）	1
	他者への働きかけ（自発性）	1
	継続性	1
他者への注目		10
感情表現		4
特徴的な言語使用		5
計		23

FOSCOM

			項目数
領域A	対人コミュニケーション行動の相互性とプロセス	他者からの働きかけに対する反応（応答性）	6
		他者への働きかけ（意思表示）	4
		継続性	2
領域B	他者への注目・距離・表情変化		7
領域C	特徴的なコミュニケーション行動		12
計			31

以上三点の変更を行い，FOSCOMの試案を作成した．さらに，予備的な検討を行い，サンプルサイズが少ないものの，検査結果と診断結果との対応性から，検査の臨床的な

有用性が示唆される結果を得た[13),14),15),16)]. その後，FOSCOM 開発メンバー間での議論を通して不適切とされる項目を削除する等の手順を経て，最終的に A: 対人コミュニケーション行動の相互性とプロセス，B: 他者への注目・距離・表情変化，C: 特徴的なコミュニケーション行動の，計 3 つの下位領域及び計 31 の下位項目から構成される FOSCOM が完成した．

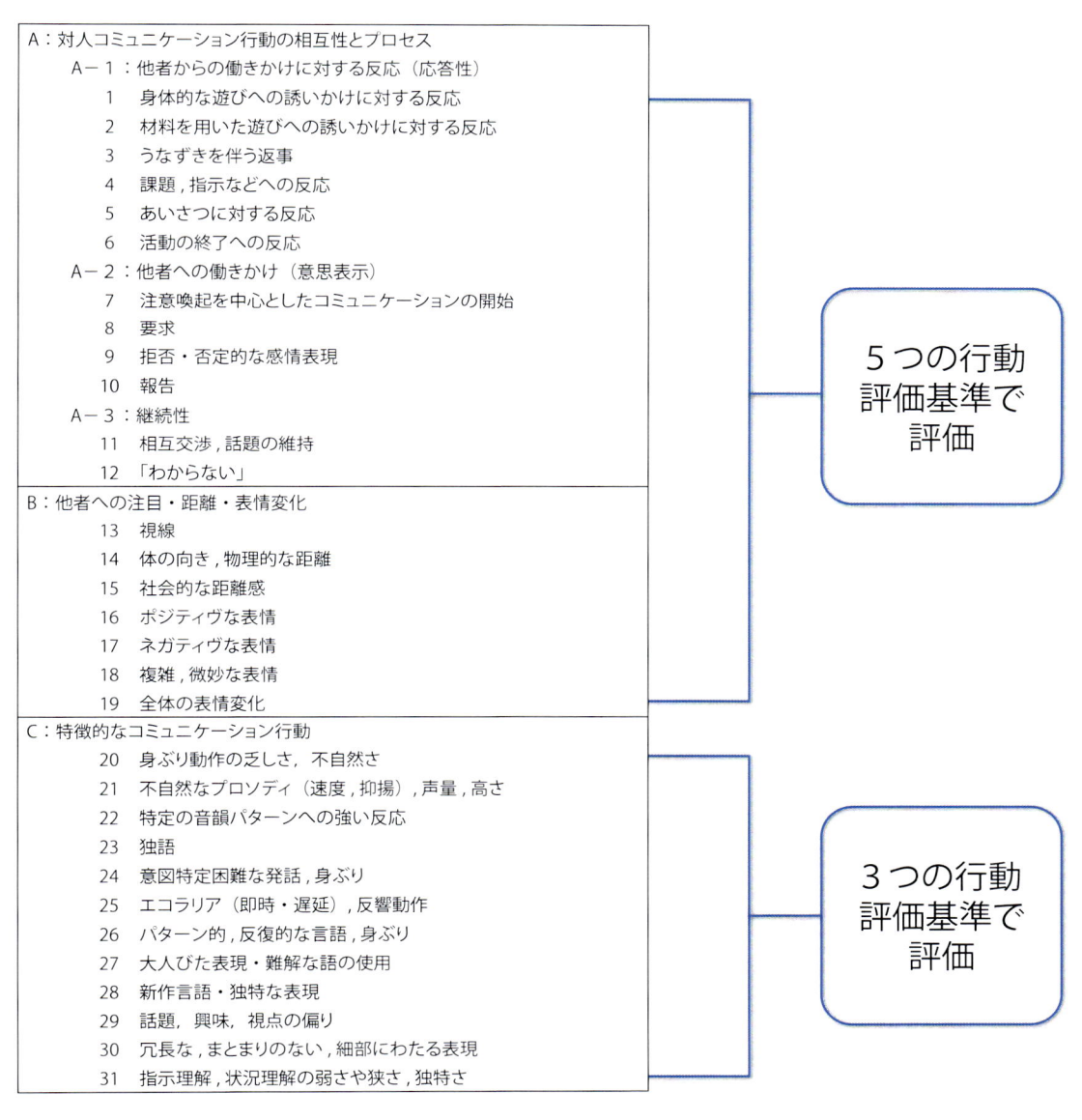

FOSCOMの構成

FOSCOM の項目の構成は，図 1-5 に示してある通りである．下位領域 A と B については，5 つの行動評価基準で評定し，下位領域 C については，3 つの行動評価基準で評定する．

A：対人コミュニケーション行動の相互性とプロセス
　A－1：他者からの働きかけに対する反応（応答性）
　　1　身体的な遊びへの誘いかけに対する反応
　　2　材料を用いた遊びへの誘いかけに対する反応
　　3　うなずきを伴う返事
　　4　課題，指示などへの反応
　　5　あいさつに対する反応
　　6　活動の終了への反応
　A－2：他者への働きかけ（意思表示）
　　7　注意喚起を中心としたコミュニケーションの開始
　　8　要求
　　9　拒否・否定的な感情表現
　　10　報告
　A－3：継続性
　　11　相互交渉，話題の維持
　　12　「わからない」

B：他者への注目・距離・表情変化
　　13　視線
　　14　体の向き，物理的な距離
　　15　社会的な距離感
　　16　ポジティヴな表情
　　17　ネガティヴな表情
　　18　複雑，微妙な表情
　　19　全体の表情変化

→ 5つの行動評価基準で評価

C：特徴的なコミュニケーション行動
　　20　身ぶり動作の乏しさ，不自然さ
　　21　不自然なプロソディ（速度，抑揚），声量，高さ
　　22　特定の音韻パターンへの強い反応
　　23　独語
　　24　意図特定困難な発話，身ぶり
　　25　エコラリア（即時・遅延），反響動作
　　26　パターン的，反復的な言語，身ぶり
　　27　大人びた表現・難解な語の使用
　　28　新作言語・独特な表現
　　29　話題，興味，視点の偏り
　　30　冗長な，まとまりのない，細部にわたる表現
　　31　指示理解，状況理解の弱さや狭さ，独特さ

→ 3つの行動評価基準で評価

図1-5　FOSCOMの項目の構成

FOSCOMのフォームは，FOSCOM記述／評点化フォーム（2シート）とFOSCOMサマリーで構成されている（図1-6）.

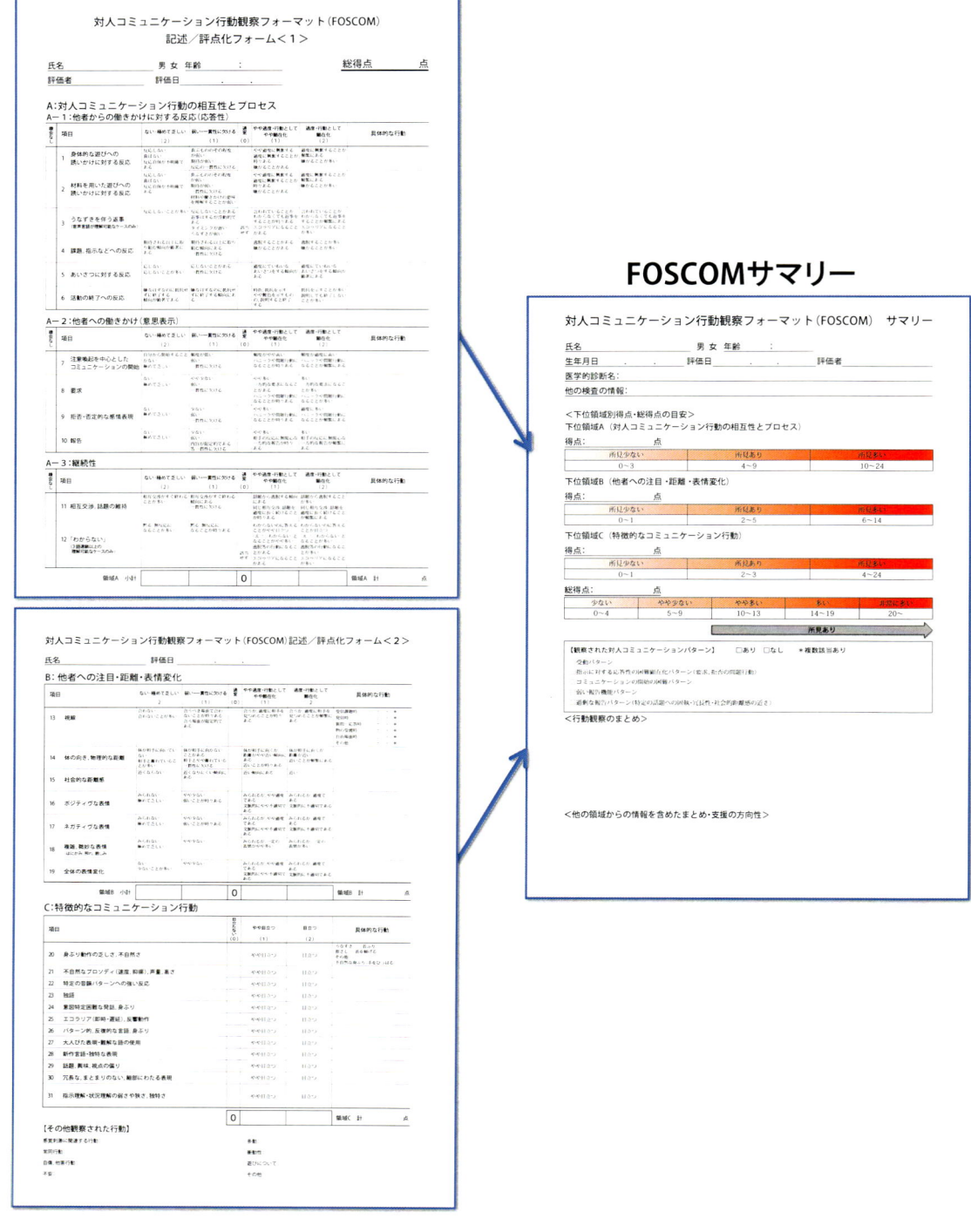

図1-6　FOSCOMのフォームの構成

第二章　実施手続き

実施順序

FOSCOMによる評価は以下の順序にて行う（図2-1）．

① 言語発達検査中の場面設定・行動観察とローデータの記入
② FOSCOM記述／評点化フォームへの具体例の記述
③ FOSCOM記述／評点化フォームの行動評価基準へのチェック
④ FOSCOM記述／評点化フォームでの評点化
⑤ FOSCOMサマリーでの下位領域別得点・総得点の目安の記入
⑥ FOSCOMサマリーでの行動観察のまとめの記述
⑦ FOSCOMサマリーでの他の領域からの情報を含めたまとめ・支援の方向性の記述

FOSCOM記述／評点化フォーム

①言語発達検査中の場面設定・行動観察とローデータの記入 → ②具体例の記述 → ③行動評価基準へのチェック　A・B：5つの基準　C：3つの基準 → ④評点化

FOSCOMサマリー

⑤下位領域別得点・総得点の目安 → ⑥行動観察のまとめ → ⑦他の領域からの情報を含めたまとめ・支援の方向性

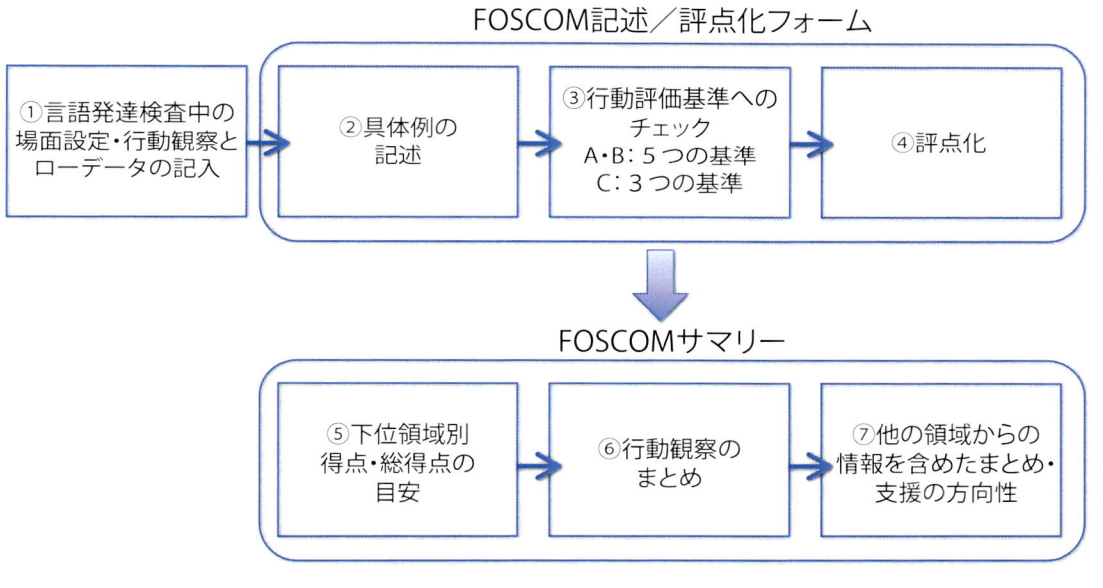

図2-1　FOSCOMの実施プロセス

①言語発達検査中の場面設定・行動観察とローデータの記入

このプロセスは，さらに以下の2つの下位プロセスに分かれる

(a) ＜S−S法＞などの言語発達検査と並行して，対人コミュニケーション行動に関する場面設定ならびに行動観察を行う．場面設定や行動観察のポイントの概要については，表2-1にある．このように，子どもとのあいさつから，検査の実施，帰りのあいさつまで，子どもの行動を，FOSCOMの示すポイントに沿って観察する．詳細については，次節の項目別の観察手続きを参照する．

表2-1 個別検査場面でのコミュニケーション評価機会

		行動観察のポイント（例）	主に関連する項目
待合室などでのあいさつ		あいさつにどのように応じるか、をみる.	5
		それまでにやってきたことを終了して別の行動にどのように移るか、をみる.	6
		初対面の人であれば、それ相応の緊張感があるか、をみる.	15
着席時		子どもの椅子を押す時に、観察者が「椅子を押すよ、いい？」と聞いて返事をどのようにするか、をみる.	3
あいさつ		あいさつにどのように応じるか、をみる.	5
導入の会話		子どもがリラックスしているようであれば、子どもの服や髪飾りをさして「これかっこいいね」「これかわいいね」と言って笑いを誘う声かけに対する反応をみる.	3,18
検査	実物	電話、太鼓、コップなどを用いて事物を用いた遊びへの誘いかけに対する反応をみる.	2
	名称発信	観察者が（絵カードを持って）「これをやってみようか？」と聞いて返事をするか、をみる.	3
		発信時の注目の仕方をみる. 名称の発信後にコメントをするか、またコメントの量が適切か、をみる.	13,10
		絵カードの発信において、「はさみ」「いぬ」「ぱん」「ひこうき」などについて、絵カードを用いた遊びへの誘いかけに対する反応をみる.	2
		随時「これ簡単？」と聞いて返事をするか、をみる.	3
		犬と猫のカードの所で、「どっちが好き？」と聞くなどして感情表現をみる.	8,9
	名称受信	受信時の注目の仕方をみる.	13
		終わったら、「カードを片付けてくれる？」と聞いて返事をするか、あるいは指示への応答性をみる.	3,4
		終わった時に「簡単だった？」「難しかった？」と聞いて子どもの表情変化や返事の仕方をみる.	3,16〜19
	語連鎖受信	受信時の注目の仕方をみる.	13
		課題が多くなってきて、子どもが疲れた時に、課題に応じようとするか、「疲れた」などの意思表示をするか、をみる	4,9
合間		観察者「疲れたね. じゃあ、万歳をしてみようか？」と言って、万歳を促し、脇をくすぐり、身体を使った遊びへの誘いかけに対する反応をみる. 適宜このような遊びを繰り返す.	1
		スタンプやシールなどを報酬として用いるなどして、どの程度課題に応じようとするか、あるいはそのような報酬を要求するか、その際の喜び方、報告の仕方について観察する.	4,8,10,16
検査	質問一応答関係	子どもがわからない時に「わからない」ということを伝えるか、をみる. 難しい場合は、視覚的な手がかりを用いて、「わからない」などの受信時の修正方略を行うか、をみる.	12
		説明の課題で、子どもが自発的に説明をおしまい、と伝えることができるか、をみる.	9,10
		文章の聴理解の課題で、観察者が文を読んでいる時の文の切れ目で、子どもが頷いたり返事をするか、をみる.	3
	動作性課題	課題をする時に、「積み木やってみようか？」「ちょっと描いてみようか？」「パズルをやってみようか？」と聞いて、子どもがどのように返事をするか、をみる.	3
		課題達成時の子どもの喜び方をみる.	10,16
	PVT-R	子どもがわからない時に「わからない」ということを伝えるか、をみる. 難しい場合は、視覚的な手がかりを用いて、「わからない」などの受信時の修正方略を行うか、をみる.	12
自由場面（保護者との面接時間）*10分以上設定することが望ましい		遊びたい物の選択肢を写真あるいは実物で示し、子どもがどのように要求するか、をみる.	8
		子どもが自発的にコミュニケーションを開始するか、注意喚起をどのようにするか、をみる.	7
		子どもが遊びに飽きた時に、次の要求、あるいは現在の遊びの拒否をどのようにするか、をみる.	9
		要求したおもちゃを渡す時に、観察者が「これでいい？」と確認をして返事の仕方あるいは要求内容との一貫性などをみる.	3,8
		遊びの間に、遊んでいるおもちゃや絵などを見せるなどの報告をどのようにするか、をみる.	10
終了		遊びを中断してどのように応じるか、をみる.	6
退室時のあいさつ		あいさつにどのように応じるか、をみる.	5
		観察者との関係の深まりがどうか、をみる.	15

(b) 子どもの具体的な行動について，言語発達検査中に用いる用紙に備忘録（メモ）として記入する．記入例を図2-2に示す．

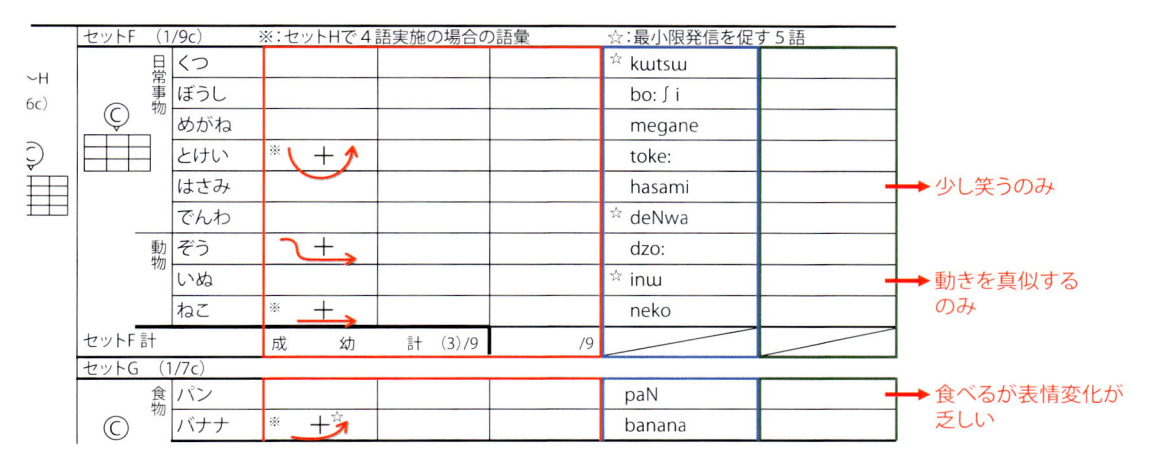

図2-2　行動観察，ローデータの記入（＜S－S法＞検査フォームNo.4への記入例）

基本的には，検査フォームの欄外，あるいは欄内の余白に記入する．例えば＜S－S法＞の検査フォームでは，受信課題の際に，正誤の反応を示すプラス，マイナスなどの記号の下に，矢印の記号を用いて，子どもの視線の動き（項目13）を記入する．時計の受信課題では，検査者からの音声刺激の提示前に注目し，さらにカードの選択後にカードを検査者に手渡す，あるいは指さした後に検査者に注目していることを示す（詳細は，2章2の項目別観察実施手続きの項目13を参照）．右端の記述は，名称の発信課題で，一つ一つの語彙の発信後に，絵カードを用いた遊びへの誘いかけ（項目2）を検査者が行った時の，子どもの反応の記述である．子どもの動作だけでなく，表情変化や期待する様子を簡略して書いておく．

また，あいさつや面接時の自由場面の様子については，面接の記録用紙などに適宜記録する．

②FOSCOM記述／評点化フォームへの具体例の記述

A：対人コミュニケーション行動の相互性とプロセス
A－1：他者からの働きかけに対する反応（応答性）

機会なし	項目	ない・極めて乏しい (2)	弱い・一貫性に欠ける (1)	通常 (0)	やや過度・行動としてやや顕在化 (1)	過度・行動として顕在化 (2)	具体的な行動
	1 身体的な遊びへの誘いかけに対する反応	反応しない 喜ばない 反応自体が不明確である	喜ぶもののその程度が弱い 期待が弱い 反応の一貫性に欠ける		やや過度に興奮する 過度に興奮することが時々ある 嫌がることがある	過度に興奮することが頻繁にある 嫌がることが多い	あおぐ→にこにこするが、期待弱く、下を向くことあり
	2 材料を用いた遊びへの誘いかけに対する反応	反応しない 喜ばない 反応自体が不明確である	喜ぶもののその程度が弱い 期待が弱い 一貫性に欠ける 材料や働きかけの意味を理解することが弱い		やや過度に興奮する 過度に興奮することが時々ある 嫌がることがある	過度に興奮することが頻繁にある 嫌がることが多い	はさみ→少し笑う程度 犬→検査者の動きの真似のみ パン→動きあるが、表情変化乏しい
	3 うなずきを伴う返事 (音声言語が理解可能なケースのみ)	反応しないことが多い	反応しないことがある 返事はするが浮動的である タイミングが遅い うなずきが弱い	該当せず	言われていることがわからなくても返事をすることが時々ある エコラリアになることがある	言われていることがわからなくても返事をすることが頻繁にある エコラリアになることが多い	「んー」と声を出すが、うなずきが弱く、返事をしないこともあり
	4 課題，指示などへの反応	期待される以上に取り組む傾向が顕著にある	期待される以上に取り組む傾向にある 一貫性に欠ける		逸脱することがある 嫌がることがある	逸脱することが多い 嫌がることが多い	疲れてきたり、課題が難しいとカードを頭に乗せて逸脱になりやすい
	5 あいさつに対する反応	応じない 応じないことが多い	応じないことがある 一貫性に欠ける		過度にていねいなあいさつをする傾向がある	過度にていねいなあいさつをする傾向が顕著にある	
	6 活動の終了への反応	嫌なはずなのに抵抗せずに終了する傾向が顕著である	嫌なはずなのに抵抗せずに終了する傾向にある		時折，抵抗を示す やや難色を示すものの，説明すると終了する	抵抗を示すことが多い 説明しても終了しないことが多い	場面間の移動はOK 身ぶり、擬態語での発信中は切換えに時間がかかる

図2-3　具体例の記述

　検査の終了後，記入したローデータなどを参考に、具体例をFOSCOMフォーム右端にある「具体的な行動」の記述欄の該当する項目に記述する（図2-3）．従って，この作業は検査終了後，子どもの行動や印象の記憶が残っている間に，できるだけ早く行う必要がある．具体例は，次のプロセスで「通常と異なる」行動評価基準に含めるような行動については，その判断の根拠を示す記述があることが望ましい．

③FOSCOM記述／評点化フォームの行動評価基準へのチェック

A：対人コミュニケーション行動の相互性とプロセス
A－1：他者からの働きかけに対する反応（応答性）

機会なし	項目	ない・極めて乏しい (2)	弱い・一貫性に欠ける (1)	通常 (0)	やや過度・行動としてやや顕在化 (1)	過度・行動として顕在化 (2)	具体的な行動
	1 身体的な遊びへの誘いかけに対する反応	反応しない／喜ばない／反応自体が不明確である	喜ぶもののその程度が弱い／期待が弱い／反応の一貫性に欠ける		やや過度に興奮する／過度に興奮することが時々ある／嫌がることがある	過度に興奮することが頻繁にある／嫌がることが多い	あおぐ→にこにこするが、期待弱く、下を向くことあり
	2 材料を用いた遊びへの誘いかけに対する反応	反応しない／喜ばない／反応自体が不明確である	喜ぶもののその程度が弱い／期待が弱い／一貫性に欠ける／材料や働きかけの意味を理解することが弱い		やや過度に興奮する／過度に興奮することが時々ある／嫌がることがある	過度に興奮することが頻繁にある／嫌がることが多い	はさみ→少し笑う程度／犬→検査者の動きの真似のみ／パン→動きあるが、表情変化乏しい
	3 うなずきを伴う返事（音声言語が理解可能なケースのみ）	反応しないことが多い	反応しないことがある／返事ははっきりと動的である／タイミングが悪い／うなずきが弱い	該当せず	言われていることがわからなくても返事をすることが時々ある／エコラリアになることがある	言われていることがわからなくても返事をすることが頻繁にある／エコラリアになることが多い	「んー」と声を出すが、うなずきが弱く、返事をしないこともあり
	4 課題，指示などへの反応	期待される以上に取り組む傾向が顕著にある	期待される以上に取り組む傾向にある／一貫性に欠ける		逸脱することがある／嫌がることがある	逸脱することが多い／嫌がることが多い	疲れてきたり、課題が難しいとカードを頭に乗せて逸脱になりやすい
	5 あいさつに対する反応	応じない／応じないことが多い	応じないことがある／一貫性に欠ける		過度にていねいなあいさつをする傾向がある	過度にていねいなあいさつをする傾向が顕著にある	
	6 活動の終了への反応	嫌なはずなのに抵抗せずに終了する傾向が顕著である	嫌なはずなのに抵抗せずに終了する傾向にある		時折，抵抗を示す／やや難色を示すもの／説明すると終了する	抵抗を示すことが多い／説明しても終了しないことが多い	場面間の移動はOK／身ぶり、擬態語での発信中は切換えに時間がかかる

図2-4　5つの行動評価基準へのチェック（下位領域A,B）

　これまで記述した具体例，および子どもの行動，全体の印象をもとに，項目別に子どもの行動を，「通常期待される反応」，「ない・極めて乏しい」，「弱い・一貫性に欠ける」，「やや過度・行動としてやや顕在化」，「過度・行動として顕在化」，の5つの評価基準のいずれかにチェックをする（図2-4）．ここでの「通常」とは，子どもの発達年齢を考慮した場合である．発達年齢とは，子どもの知的な発達，特に動作性課題を基準にする．個々の項目によっては言語の受信（理解）面に制約を受ける項目（項目3，12）もある．また，通常期待される反応とは，必ずしも「正常な」反応を意味するものではなく，「通常と異なる反応が見られない」という消去法的な意味を含む．それは，対人コミュニケーション行動は，個人の個性によって多様であるからである．それぞれの評価基準についての考え方は，1章の概要を参照されたい（各項目における具体的な判断基準は，本章次節の項目別の観察手続き，評価基準に基づく評価，評点化を参照のこと）．

　なお，領域Cの特徴的なコミュニケーション行動については，特徴的なコミュニケーション行動が顕在化したということで，行動評価基準は，「目立たない」，「やや目立つ」，「目立つ」の3つで評定する（図2-5）．

C:特徴的なコミュニケーション行動

項目	目立たない（0）	やや目立つ（1）	目立つ（2）	具体的な行動
20　身ぶり動作の乏しさ，不自然さ	○	やや目立つ	目立つ	うなずき＋　首ふり＋ 指さし＋ 首を傾げる＋ その他： 不自然な身ぶり：手をひっぱる
21　不自然なプロソディ（速度，抑揚），声量，高さ		○やや目立つ	目立つ	やや平板である
22　特定の音韻パターンへの強い反応		○やや目立つ	目立つ	「ウイーン」「ぴぴぴ」等の音の描写多い
23　独語		○やや目立つ	目立つ	遊んでいるときの独語あり
24　意図特定困難な発話，身ぶり	○	やや目立つ	目立つ	
25　エコラリア（即時・遅延），反響動作	○	やや目立つ	目立つ	
26　パターン的，反復的な言語，身ぶり	○	やや目立つ	目立つ	
27　大人びた表現・難解な語の使用		○やや目立つ	目立つ	「おとこだし」などとやや大人びた表現あり
28　新作言語・独特な表現	○	やや目立つ	目立つ	
29　話題，興味，視点の偏り		○やや目立つ	目立つ	電話、クレーン車などの乗り物
30　冗長な，まとまりのない，細部にわたる表現	○	やや目立つ	目立つ	
31　指示理解・状況理解の弱さや狭さ，独特さ	○	やや目立つ	目立つ	

図2-5　３つの行動評価基準へのチェック（下位領域C）

④FOSCOM記述／評点化フォームでの評点化

A：対人コミュニケーション行動の相互性とプロセス
A－1：他者からの働きかけに対する反応（応答性）

機会なし	項目	ない・極めて乏しい (2)	弱い・一貫性に欠ける (1)	通常 (0)	やや過度・行動としてやや顕在化 (1)	過度・行動として顕在化 (2)	具体的な行動
	1　身体的な遊びへの誘いかけに対する反応	反応しない 喜ばない 反応自体が不明確である	喜ぶもののその程度が弱い 期待が弱い 反応の一貫性に欠ける		やや過度に興奮する 過度に興奮することが時々ある 嫌がることがある	過度に興奮することが頻繁にある 嫌がることが多い	あおぐ→にこにこするが、期待弱く、下を向くことあり
	2　材料を用いた遊びへの誘いかけに対する反応	反応しない 喜ばない 反応自体が不明確である	喜ぶもののその程度が弱い 期待が弱い 一貫性に欠ける 材料や働きかけの意味を理解することが弱い		やや過度に興奮する 過度に興奮することが時々ある 嫌がることがある	過度に興奮することが頻繁にある 嫌がることが多い	はさみ→少し笑う程度 犬→検査者の動きの真似のみ バン→動きあるが、表情変化乏しい
	3　うなずきを伴う返事（音声言語が理解可能なケースのみ）	反応しないことが多い	反応しないことがある 返事はあるが受動的である タイミングが悪い うなずきが弱い	該当せず	言われていることがわからなくても返事をすることが時々ある エコラリアになることがある	言われていることがわからなくても返事をすることが頻繁にある エコラリアになることが多い	「んー」と声を出すが、うなずきが弱く、返事をしないこともあり
	4　課題，指示などへの反応	期待される以上に取り組む傾向が顕著にある	期待される以上に取り組む傾向にある 一貫性に欠ける		逸脱することがある 嫌がることがある	逸脱することが多い 嫌がることが多い	疲れてきたり、課題が難しいとカードを頭に乗せて逸脱になりやすい
	5　あいさつに対する反応	応じない 応じないことが多い	応じないことがある 一貫性に欠ける		過度にていねいなあいさつをする傾向がある	過度にていねいなあいさつをする傾向が顕著にある	
	6　活動の終了への反応	嫌なはずなのに抵抗せずに終了する傾向が顕著である	嫌なはずなのに抵抗せずに終了する傾向にある		時折、抵抗を示す やや執着を示すものの、説得すると終了する	抵抗を示すことが多い 説明しても終了しないことが多い	場面間の移動はOK 身ぶり、擬態語での発信中は切換えに時間がかかる

他の項目と合わせて，小計に反映する

1点×3＝3点

1点×2＝2点

図2-6　評点化（下位領域A,B）

　5つの行動評価基準へのチェックに基づいて評点化する．通常期待される反応であれば0点，通常とやや異なる所見（「弱い・一貫性に欠ける」または「やや過度・行動としてやや顕在化」）であれば1点，そして通常と異なる所見（「ない・極めて乏しい」または「過度・行動として顕在化」）の場合に2点と評点化する．得点は，記述／評点化フォーム＜1＞と＜2＞の下段に小計を記入し，＜1＞の上段右に＜1＞，＜2＞の合計である総得点を記入する（図2-6，図2-8）．

　なお，領域Ｃの特徴的なコミュニケーション行動については，「目立たない」であれば0点，「やや目立つ」であれば1点，「目立つ」であれば2点と評点化する（図2-7）．

C：特徴的なコミュニケーション行動

項目		目立たない(0)	やや目立つ(1)	目立つ(2)	具体的な行動
20	身ぶり動作の乏しさ,不自然さ	○	やや目立つ	目立つ	うなずき＋ 首ふり＋ 指さし＋ 首を傾げる＋ その他： 不自然な身ぶり：手をひっぱる
21	不自然なプロソディ(速度,抑揚),声量,高さ		○	目立つ	やや平板である
22	特定の音韻パターンへの強い反応		○	目立つ	「ウイーン」「びびび」等の音の描写多い
23	独語		○	目立つ	遊んでいるときの独語あり
24	意図特定困難な発話,身ぶり	○	やや目立つ	目立つ	
25	エコラリア(即時・遅延),反響動作	○	やや目立つ	目立つ	
26	パターン的,反復的な言語,身ぶり	○	やや目立つ	目立つ	
27	大人びた表現・難解な語の使用		○	目立つ	「おとこだし」などとやや大人びた表現あり
28	新作言語・独特な表現	○	やや目立つ	目立つ	
29	話題,興味,視点の偏り		○	目立つ	電話、クレーン車などの乗り物
30	冗長な,まとまりのない,細部にわたる表現	○	やや目立つ	目立つ	
31	指示理解・状況理解の弱さや狭さ,独特さ	○	やや目立つ	目立つ	
	領域C 小計	0	5	0	領域C 計 5 点

図2-7　評点化（下位領域C）

下位領域A小計（記述／評点化フォーム＜1＞下段）

	ない・極めて乏しい(2)	弱い・一貫性に欠ける(1)	通常	やや過度・行動としてやや顕在化(1)	過度・行動として顕在化(2)	
領域A 小計	2	3		5	0	領域A 計 10 点

下位領域B小計（記述／評点化フォーム＜2＞中段）

	ない・極めて乏しい(2)	弱い・一貫性に欠ける(1)	通常	やや過度・行動としてやや顕在化(1)	過度・行動として顕在化(2)	
領域A 小計	0	5		0	0	領域B 計 5 点

下位領域C小計（記述／評点化フォーム＜2＞下段）

	目立たない	やや目立つ(1)	目立つ(2)	
領域C 小計		5	0	領域C 計 5 点

総得点集計（記述／評点化フォーム＜1＞上段右）

対人コミュニケーション行動観察フォーマット（FOSCOM）
記述／評点化フォーム＜1＞

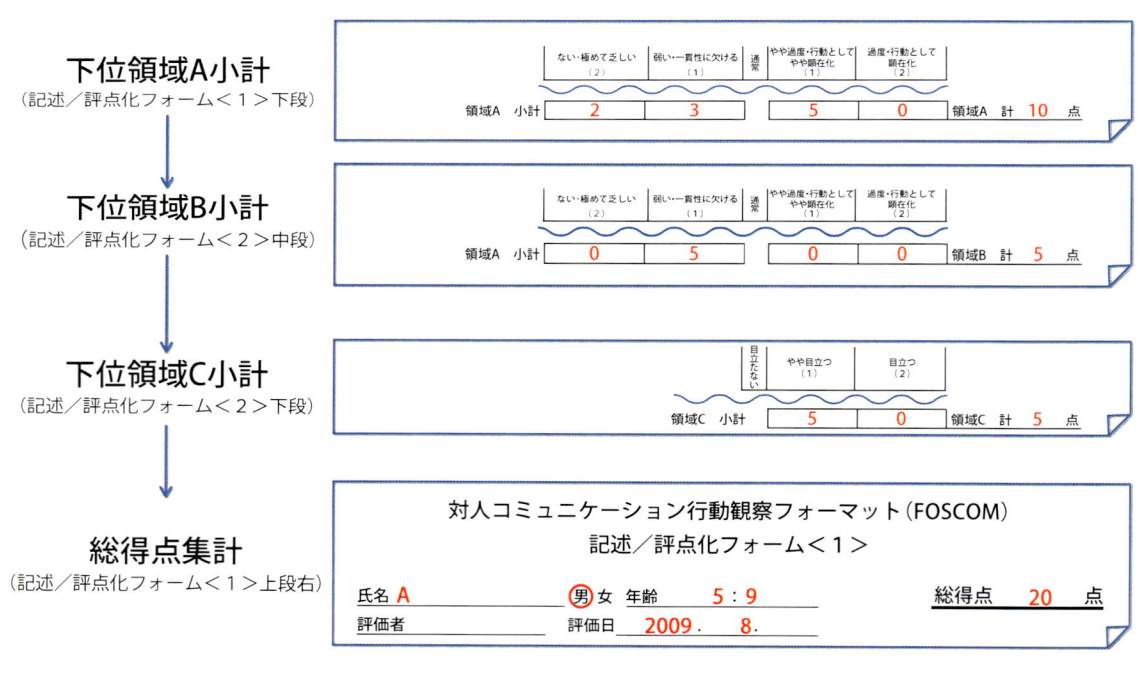

氏名 A　　（男）女　年齢 5：9　　総得点 20 点
評価者　　　　評価日 2009． 8．

図2-8　各領域での小計と総得点

◇MEMO：過小・潜在的と過剰・顕在化の反応の双方が混在する場合

　例えば，返事の反応が曖昧になる場合と，わからないのにうなずくような双方が見られる場合には，過小・潜在的の観点と過剰・顕在化の観点の双方にチェックを行う．そのこと自体が，子どもの対人コミュニケーション行動の特徴を表す一端だからである．但し，評点化する時は，双方をカウントするのではなく，どちらか一方とする．評点は高い方の得点を採用する．例えば，項目 16 でポジティブな表情が全体としてやや少ないために，過小・潜在的の観点に 1 点がつく一方で，文脈に合わない笑顔が目立つために過剰・顕在化の観点の 2 点にチェックがついた場合は，多い方の 2 点を評点とする（図 2-9 参照）．なお，過小・潜在的の観点と過剰・顕在化の観点の双方の得点が同じ際の集計カウントは，便宜上，過小・潜在的の評点をカウントする（図 2-10 参照）．

　また，集計の誤りを避けるために，カウントしない方の○には（　）をつけて（○）とする．

　図 2-11，2-12 に，FOSCOM の記述／評点化フォームの記入例を示す．

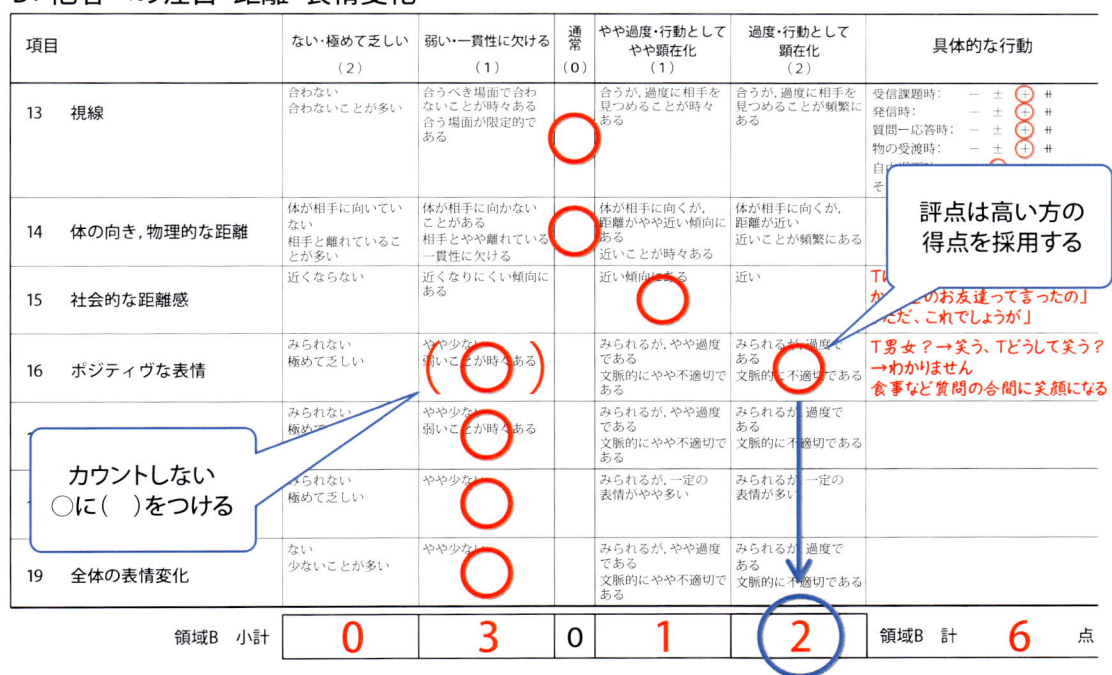

図2-9　過小・潜在的と過剰・顕在化の反応の双方が混在する場合(1)

A：対人コミュニケーション行動の相互性とプロセス
A－1：他者からの働きかけに対する反応（応答性）

機会なし	項目	ない・極めて乏しい（2）	弱い・一貫性に欠ける（1）	通常（0）	やや過度・行動としてやや顕在化（1）	過度・行動として顕在化（2）	具体的な行動
	1 身体的な遊びへの誘いかけに対する反応	反応しない 喜ばない 反応自体が不明確である	喜ぶもののその程度が弱い 期待が弱い 反応の一貫性に欠ける		やや過度に興奮する 過度に興奮することが時々ある 嫌がることがある	過度に興奮することが頻繁にある 嫌がることが多い	発声↑して繰り返し要求する
	2 材料を用いた遊びへの誘いかけに対する反応	反応しない 喜ばない 反応自体が不明確である	喜ぶもののその程度が弱い 期待が弱い 一貫性に欠ける やや働きかけの意味を理解することが弱い		やや過度に興奮する 過度に興奮することが明々ある 嫌がることがある	過度に興奮することが頻繁にある 嫌がることが多い	ぼうし実物：いないいないばあ遊びをすると徐々に興奮して発声↑ 歯ブラシ実物：C→T→人形の順に磨いていく遊びを繰り返し楽しみなかなか終わらない はさみ事物はめ板：Tの働きかけに対してNR、手渡されるとすぐにP凹にはめて終わりにする
	3		反応しないことがある 返事はするが浮動的である タイミングが遅い うなずきが弱い	該当せず	言われていることがわからなくても返事をすることが時々ある エコラリアになることがある	言われていることがわからなくても返事をすることが頻繁にある エコラリアになることが多い	検査者の働きかけに対してうなずくことはとても多い
	4		期待される以上に取り組む傾向が顕著	期待される以上に取り組む傾向にある 一貫性に欠ける		逸脱することがある 嫌がることがある	逸脱することが多い 嫌がることが多い	
	5 あいさつに対する反応	応じない 応じないことが多い	応じないことがある 一貫性に欠ける		過度にていねいなあいさつをする傾向がある	過度にていねいなあいさつをする傾向が顕在にある	こんにちは→G：G＋ さようなら→G：G＋
	6 活動の終了への反応	嫌なはずなのに抵抗せずに終了する傾向が顕著である	嫌なはずなのに抵抗せずに終了する傾向にある		時折、抵抗を示す やや難色を示すもの、説明すると終了する	抵抗を示すことが多い 説明しても終了しないことが多い	検査終了を拒否して発声あるが、他の遊びに誘うと徐々に切り替えが可能

> 双方の得点が同じ際は，便宜上，過小・潜在的の観点の得点をカウントする．

図2-10　過小・潜在的と過剰・顕在化の反応の双方が混在する場合（2）

対人コミュニケーション行動観察フォーマット（FOSCOM）
記述／評点化フォーム＜1＞

氏名　A　　（男）・女　　年齢　5：9　　　　　総得点　20　点
評価者　　　　　評価日　2009. 8.

A：対人コミュニケーション行動の相互性とプロセス
A－1：他者からの働きかけに対する反応（応答性）

機会なし	項目	ない・極めて乏しい (2)	弱い・一貫性に欠ける (1)	通常 (0)	やや過度・行動としてやや顕在化 (1)	過度・行動として顕在化 (2)	具体的な行動
	1　身体的な遊びへの誘いかけに対する反応	反応しない／喜ばない／反応自体が不明確である	喜ぶもののその程度が弱い／**期待が弱い**／反応の一貫性に欠ける		やや過度に興奮する／過度に興奮することが時々ある／嫌がることがある	過度に興奮することが頻繁にある／嫌がることが多い	あおぐ→にこにこするが、期待弱く、下を向くことあり
	2　材料を用いた遊びへの誘いかけに対する反応	反応しない／喜ばない／反応自体が不明確である	喜ぶもののその程度が弱い／**期待が弱い**／一貫性に欠ける／材料や働きかけの意味を理解することが弱い		やや過度に興奮する／過度に興奮することが時々ある／嫌がることがある	過度に興奮することが頻繁にある／嫌がることが多い	はさみ→少し笑う程度／犬→検査者の動きの真似のみ／パン→動きあるが、表情変化乏しい
	3　うなずきを伴う返事（音声言語が理解可能なケースのみ）	反応しないことが多い	反応しないことがある／返事はするが、受動的である／**タイミングが悪い**／うなずきが弱い	該当せず	言われていることがわからなくても返事をすることが時々ある／エコラリアになることがある	言われていることがわからなくても返事をすることが頻繁にある／エコラリアになることが多い	「んー」と声を出すが、うなずきが弱く、返事をしないこともあり
	4　課題,指示などへの反応	期待される以上に取り組む傾向が顕著にある	期待される以上に取り組む傾向にある／一貫性に欠ける		逸脱することがある／**嫌がることがある**	逸脱することが多い／嫌がることが多い	疲れてきたり、課題が難しいとカードを頭に載せて逸脱になりやすい
	5　あいさつに対する反応	応じない／応じないことが多い	応じないことがある／一貫性に欠ける		**過度にていねいなあいさつをする傾向がある**	過度にていねいなあいさつをする傾向が顕在にある	
	6　活動の終了への反応	嫌なはずなのに抵抗せずに終了する傾向が顕著である	嫌なはずなのに抵抗せずに終了する傾向にある		時折,抵抗を示す／**やや難色を示すものの、説明すると終了する**	抵抗を示すことが多い／説明しても終了しないことが多い	場面間の移動はOK／身ぶり、擬態語での発信中は切換えに時間がかかる

A－2：他者への働きかけ（意思表示）

機会なし	項目	ない・極めて乏しい (2)	弱い・一貫性に欠ける (1)	通常 (0)	やや過度・行動としてやや顕在化 (1)	過度・行動として顕在化 (2)	具体的な行動
	7　注意喚起を中心としたコミュニケーションの開始	自分から開始することがない／極めて乏しい	頻度が低い／弱い／一貫性に欠ける	**○**	頻度がやや高い／パニックや問題行動になることが時々ある	頻度が過度に高い／パニックや問題行動になることが頻繁にある	母親に視線を向けたり、「ママ」と名前を呼ぶ。
	8　要求	ない／極めて乏しい	やや少ない／弱い／一貫性に欠ける		**やや多い／一方的な要求になることがある／パニックや問題行動になることが時々ある**	多い／一方的な要求になることが多い／パニックや問題行動になることが多い	「じぶんで」と自分で座ろうとする／遊ぶ玩具を自分から要求／「こうじのくるま」
	9　拒否・否定的な感情表現	ない／極めて乏しい	少ない／弱い／一貫性に欠ける		**やや多い／パニックや問題行動になることが時々ある**	多に多い／パニックや問題行動になることが頻繁にある	疲れてきたり、課題が難しいとカードを頭に載せて逸脱になりやすい
	10　報告	ない／極めて乏しい	少ない／弱い／内容が限定的である等一貫性に欠ける		**やや多い／相手の反応に無関心な一方的な報告が時々ある**	多い／相手の反応に無関心な一方的な報告が頻繁にある	名称の発信の後に、擬音語でコメントすることが多い／例：「くるま」「ブブー、ピピピ」

A－3：継続性

機会なし	項目	ない・極めて乏しい (2)	弱い・一貫性に欠ける (1)	通常 (0)	やや過度・行動としてやや顕在化 (1)	過度・行動として顕在化 (2)	具体的な行動
	11　相互交渉,話題の維持	相互交渉がすぐ終わることが多い	相互交渉がすぐ終わる傾向にある／一貫性に欠ける		話題から逸脱する傾向にある／**同じ相互交渉,話題を過度に長く続けることが時々ある**	話題から逸脱することが多い／同じ相互交渉,話題を過度に長く続けることが頻繁にある	電話の音や会話などを延々と話す傾向あり
	12　「わからない」（3語連鎖以上の理解可能なケースのみ）	**黙る、無反応になることが多い**	黙る、無反応になることが時々ある		わからないのに答えることがやや目立つ／「え？」「わからない」となることがやや多い／逸脱等の行動になることがある／エコラリアになることがある	わからないのに答えることが目立つ／「え？」「わからない」となることが多い／逸脱等の行動になることが多い／エコラリアになることが多い	言う時と、黙ってしまう時両方あり。
		領域A　小計　2	3	0	5	0	領域A　計　10　点

図2-11　FOSCOM記述／評点化フォーム記入例　シートNo.1

第二章 実施手続き

対人コミュニケーション行動観察フォーマット（FOSCOM）記述／評点化フォーム＜2＞

氏名　**A**　　　評価日　**2009. 8.**

B：他者への注目・距離・表情変化

項目	ない・極めて乏しい (2)	弱い・一貫性に欠ける (1)	通常 (0)	やや過度・行動としてやや顕在化 (1)	過度・行動として顕在化 (2)	具体的な行動
13　視線	合わない／合わないことが多い	合うべき場面で合わないことが時々ある／合う場面が限定的である	**○**	合うが，過度に相手を見つめることが時々ある	合うが，過度に相手を見つめることが頻繁にある	受信課題時：－ ± **⊕** #／発信時：－ ± ＋ **#**／質問一応答時：－ ± ＋ **#**／物の受渡時：－ ± ＋ **#**／自由場面時：－ ± ＋ **#**／その他：－ ± ＋ **#**
14　体の向き，物理的な距離	体が相手に向いていない／相手と離れていることが多い	体が相手に向かないことがある／相手とやや離れている／一貫性に欠ける	**○**	体が相手に向くが，距離がやや近い傾向がある／近いことが時々ある	体が相手に向くが，距離が近い／近いことが頻繁にある	
15　社会的な距離感	近くならない	近くなりにくい傾向に **○** ある	近い傾向にある	近い		にこにこはしているが、関係が深まった印象に乏しい
16　ポジティヴな表情	みられない／極めて乏しい	やや少ない／弱いこと **○** が時々ある		みられるが，やや過度である／文脈的にやや不適切である	みられるが，過度である／文脈的に不適切である	にこにこしている時と、無表情の時の差あり。
17　ネガティヴな表情	みられない／極めて乏しい	やや少ない／弱いこと **○** が時々ある		みられるが，やや過度である／文脈的にやや不適切である	みられるが，過度である／文脈的に不適切である	嫌なときでもニコニコしているような時あり。
18　複雑，微妙な表情 (はにかみ，照れ，親しみ)	みられない／極めて乏しい	やや少な **○** い		みられるが，一定の表情がやや多い	みられるが，一定の表情が多い	照れたような表情もあるが、微妙な表情変化に乏しい。
19　全体の表情変化	ない／少ないことが多い	やや少な **○** い		みられるが，やや過度である／文脈的にやや不適切である	みられるが，過度である／文脈的に不適切である	全体としては、表情変化に乏しい印象
領域B　小計	0	5	0	0	0	領域B　計　**5**　点

C：特徴的なコミュニケーション行動

項目	目立たない (0)	やや目立つ (1)	目立つ (2)	具体的な行動
20　身ぶり動作の乏しさ，不自然さ	**○**	やや目立つ	目立つ	うなずき ＋　首ふり ＋／指さし ＋　首を傾げる ＋／その他：不自然な身ぶり：手をひっぱる
21　不自然なプロソディ(速度，抑揚)，声量，高さ		やや目立つ **○**	目立つ	やや平板である
22　特定の音韻パターンへの強い反応		やや目立つ **○**	目立つ	「ウイーン」「びびび」等の音の描写多い
23　独語		やや目立つ **○**	目立つ	遊んでいるときの独語あり
24　意図特定困難な発話，身ぶり	**○**	やや目立つ	目立つ	
25　エコラリア(即時・遅延)，反響動作	**○**	やや目立つ	目立つ	
26　パターン的，反復的な言語，身ぶり	**○**	やや目立つ	目立つ	
27　大人びた表現・難解な語の使用		やや目立つ **○**	目立つ	
28　新作言語・独特な表現		やや目立つ **○**	目立つ	「おとこだし」などとやや大人びた表現あり
29　話題，興味，視点の偏り		やや目立つ **○**	目立つ	電話、クレーン車などの乗り物
30　冗長な，まとまりのない，細部にわたる表現	**○**	やや目立つ	目立つ	
31　指示理解・状況理解の弱さや狭さ，独特さ	**○**	やや目立つ	目立つ	
	0	5	0	領域C　計　**5**　点

【その他観察された行動】

感覚刺激に関連する行動：　　　　　　　　　多動：
常同行動：　　　　　　　　　　　　　　　　衝動性：
自傷，他害行動：　　　　　　　　　　　　　遊びについて：**乗り物の遊びが多い**
不安：　　　　　　　　　　　　　　　　　　その他：

図2-12　FOSCOM記述／評点化フォーム記入例　シートNo.2

⑤FOSCOMサマリーでの下位領域別得点・総得点の目安の記入

　下位領域別得点と総得点について，表2-2を参考にFOSCOMサマリーに記入をする（図2-13）．表2-2は，FOSCOMの妥当性，信頼性のデータ収集に協力した幼児１４５名のデータを用いて，FOSCOMによる評点結果の構成割合の推定値を全領域，下位領域別・診断別にまとめたものである．ここでの処理手続きは，得点データが正規分布に従うという仮定のもとで行われている．例えば，自閉性障害の幼児の場合，下位領域Aにおいて「１０点～：所見多い」とされる幼児の割合は，全体の52.7％と推定されることを意味する．またこの表より，各下位領域得点，総得点いずれの場合においても，「所見少ない」または「少ない」とされる割合が最も高いのが低リスク群の幼児と分かる．なお，ここで述べる「所見」とは，通常期待される反応以外の行動評価基準につけた行動に関する評点を意味する．

表2-2　下位領域別・診断（自閉性障害，自閉性障害以外のASD，非ASD，低リスク）別にまとめた幼児の所見結果の構成割合

下位領域A (対人コミュニケーション行動の相互性とプロセス) 得点		0-3点 (所見少ない)	4-9点 (所見あり)	10点- (所見多い)		
	自閉性障害	0.05	0.423	0.527		
	自閉性障害以外のASD	0.309	0.629	0.062		
	非ASD	0.42	0.493	0.087		
	低リスク	0.847	0.153	0		
下位領域B (他者への注目・距離・表情変化) 得点		0-1点 (所見少ない)	2-5点 (所見あり)	6点- (所見多い)		
	自閉性障害	0.109	0.371	0.52		
	自閉性障害以外のASD	0.313	0.549	0.139		
	非ASD	0.371	0.53	0.098		
	低リスク	0.836	0.164	0		
下位領域C (特徴的なコミュニケーション行動) 得点		0-1点 (所見少ない)	2-3点 (所見あり)	4点- (所見多い)		
	自閉性障害	0.103	0.196	0.701		
	自閉性障害以外のASD	0.209	0.285	0.506		
	非ASD	0.446	0.279	0.275		
	低リスク	0.87	0.126	0.003		
総得点		0-4点 (少ない)	5-9点 (やや少ない)	所見あり		
				10-13点 (やや多い)	14-19点 (多い)	20点- (非常に多い)
	自閉性障害	0.012	0.044	0.09	0.255	0.599
	自閉性障害以外のASD	0.095	0.225	0.262	0.306	0.111
	非ASD	0.263	0.239	0.195	0.203	0.099
	低リスク	0.691	0.28	0.027	0.001	0

注1）ASDは，自閉症スペクトラム(Autism Spectrum Disorders)を意味する．
注2）自閉性障害以外のASDの内訳：広汎性発達障害（下位分類は不詳）33名，特定不能の広汎性発達障害5名，アスペルガー障害7名．
注3）非ASDの内訳：精神遅滞のみ5名，発達性言語障害9名，運動発達遅滞2名，脳性麻痺3名，学習障害リスク2名，ダウン症4名，その他の染色体異常1名，多発奇形1名．
注4）なお，ASDと他の診断が合併する場合は，ASDでの分類とした．

＊その他のデータの収集方法などについては，三章のFOSCOMの妥当性・信頼性を参照

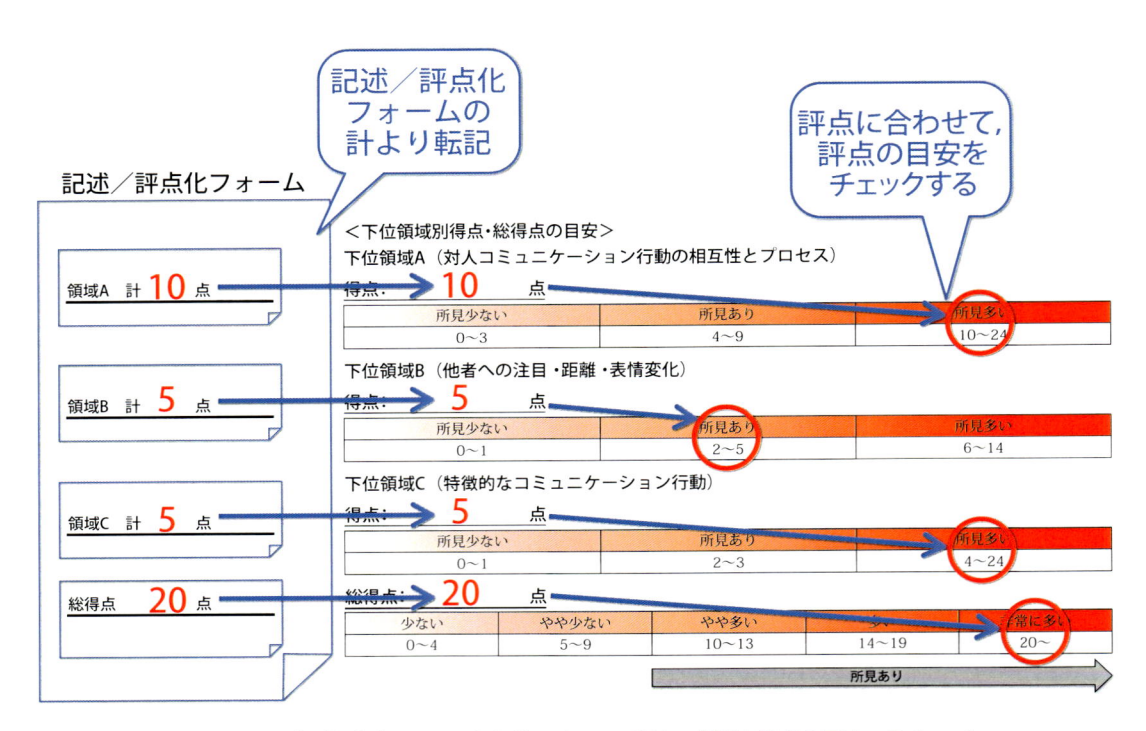

図 2-13　記述／評点化フォームからサマリーへの評点の転記と評点の目安へのチェック

⑥FOSCOMサマリーでの行動観察のまとめの記述

これまでの情報をもとに，FOSCOMによる行動観察のまとめを記述する．

その際，項目間の評価基準に基づく評価結果の組み合わせによって，特徴を描き出すのに目安となる対人コミュニケーションパターンがいくつかあるので（表2-3，図2-14，図2-15），該当する場合はサマリーに記入する（図2-16）．

表2-3　対人コミュニケーションパターン

受動パターン	項目4（課題，指示に対する反応）：通常あるいは過小・潜在的 項目8（要求）あるいは9（拒否）：過小・潜在的
指示に対する応答性の困難顕在化パターン （要求，拒否の問題行動）	項目4（課題，指示に対する反応） あるいは6（活動の終了への反応）：過剰・顕在化 加えて，以下の場合に，より困難度が高まる． 項目8（要求）あるいは9（拒否）：過剰・顕在化
コミュニケーションの開始の困難パターン	項目7（注意喚起を中心としたコミュニケーションの開始）：過小・潜在的 項目8（要求）：過小・潜在的（確認すれば要求を示すような場合）
弱い報告機能パターン	項目8（要求）と9（拒否）：通常あるいは過剰・顕在化 項目10（報告）：過小・潜在的
過剰な報告パターン （特定の話題への固執，社会的距離感の近さ，冗長性）	項目10（報告）：過剰・顕在化 加えて，以下の場合に，それぞれ特定の話題への固執， 社会的距離感の近さ，冗長性などの傾向が加わる． 特定の話題への固執：項目11（相互交渉，話題の維持）：過剰・顕在化あるいは 項目29（話題・興味・視点の偏り）：「やや目立つ」「目立つ」 社会的距離感の近さ：項目15（社会的な距離感）：過剰・顕在化 冗長性：項目30（冗長，まとまりのなさ，細部にわたる表現）：「やや目立つ」 「目立つ」

対人コミュニケーションパターンは，Wing[文献1]が示した社会性のタイプ（孤立群，受動群，「積極・奇異」群）を踏まえて考案した．Wingの社会性のタイプは，複数の場面における子どもの状態像を示したものである．一方，対人コミュニケーションパターンは，自由場面を含めた個別検査場面での行動観察に基づき，その傾向をより具体的に示すことを意図している．

但し，対人コミュニケーションパターンには以下の課題がある．1）5つの対人コミュニケーションパターンは，臨床上しばしば経験する状態像を列挙したものであり，まだその位置づけやパターン間の関係などは暫定的なものであり，今後整理が必要である．2）また，過小・潜在的と過剰・顕在化双方が混在する場合（P.25）は，表2-3で該当する対人コミュニケーションパターンとは異なる状態像を子どもが示している可能性がある．

よって現時点では，対人コミュニケーションパターンを厳密に捉えるよりも，傾向を把握する際の一つの目安として位置づけ，評価・支援の立案に活用して頂きたい．

対人コミュニケーション行動観察フォーマット(FOSCOM)
記述／評点化フォーム＜1＞

氏名_____　男・女　年齢_____：_____　　　総得点_____点
評価者_____　評価日_____．_____．_____

A：対人コミュニケーション行動の相互性とプロセス

A-1：他者からの働きかけに対する反応(応答性)

機会なし	項目	ない・極めて乏しい (2)	弱い・一貫性に欠ける (1)	通常 (0)	やや過度・行動としてやや顕在化 (1)	過度・行動として顕在化 (2)	具体的な行動
	1 身体的な遊びへの誘いかけに対する反応	反応しない／喜ばない／反応自体が不明確である	喜ぶもののその程度が弱い／期待が弱い／反応の一貫性に欠ける		やや過度に興奮する／過度に興奮することが時々ある／嫌がることがある	過度に興奮することが頻繁にある／嫌がることが多い	
	2 材料を用いた遊びへの誘いかけに対する反応	反応しない／喜ばない／反応自体が不明確である	喜ぶもののその程度が弱い／期待が弱い／一貫性に欠ける／材料や働きかけの意味を理解することが弱い		やや過度に興奮する／過度に興奮することが時々ある／嫌がることがある	過度に興奮することが頻繁にある／嫌がることが多い	
	3 うなずきを伴う返事 (音声言語が理解可能なケースのみ)	反応しないことが多い	反応しないことがある／返事はするが浮動的である	該当せず			
	4 課題,指示などへの反応	期待される以上に取り組む傾向が顕著にある	期待される以上に取り組む傾向にある／一貫性に欠ける		逸脱することがある／嫌がることがある	逸脱することが多い／嫌がることが多い	
	5 あいさつに対する反応	応じない／応じないことが多い	応じないことがある／一貫性に欠ける		過度にていねいなあいさつをする傾向がある	過度にていねいなあいさつをする傾向が顕著にある	
	6 活動の終了への反応	嫌なはずなのに抵抗せずに終了する傾向が顕著である	嫌なはずなのに抵抗せずに終了する傾向にある		時折,抵抗を示すものの難色を示すものの説明すると終了する	抵抗を示すことが多い／説明しても終了しないことが多い	

受動パターン / **指示に対する応答性の困難 顕在化パターン**

A-2：他者への働きかけ(意思表示)

機会なし	項目	ない・極めて乏しい (2)	弱い・一貫性に欠ける (1)	通常 (0)	やや過度・行動としてやや顕在化 (1)	過度・行動として顕在化 (2)	具体的な行動
	7 注意喚起を中心としたコミュニケーションの開始	自分から開始することがない／極めて乏しい	頻度がやや低い／弱い／一貫性に欠ける		頻度がやや高い／パニックや問題行動になることが時々ある		
	8 要求	ない／極めて乏しい	ややない／弱い／一貫性に欠ける		やや多い／一方的な要求になることがある／パニックや問題行動になることが時々ある	一方的な要求になることが多い／パニックや問題行動になることが多い	
	9 拒否・否定的な感情表現	ない／極めて乏しい	少ない／弱い／一貫性に欠ける		やや多い／パニックや問題行動になることが時々ある	過度に多い／パニックや問題行動になることが頻繁にある	
	10 報告	ない／極めて乏しい	少ない／弱い／内容が限定的である等一貫性に欠ける		やや多い／相手の反応に無関心な一方的な報告がある	多い／相手の反応に無関心な一方的な報告が頻繁にある	

要求拒否の問題行動

A-3：継続性

機会なし	項目	ない・極めて乏しい (2)	弱い・一貫性に欠ける (1)	通常 (0)	やや過度・行動としてやや顕在化 (1)	過度・行動として顕在化 (2)	具体的な行動
	11 相互交渉,話題の維持	相互交渉がすぐ終わることが多い	相互交渉がすぐ終わる傾向にある／一貫性に欠ける		話題から逸脱する傾向にある／同じ相互交渉,話題を過度に長く続けることが時々ある	話題から逸脱することが多い／同じ相互交渉,話題を過度に長く続けることが頻繁にある	
	12 「わからない」(3語連鎖以上の理解可能なケースのみ)	黙る,無反応になることが多い	黙る,無反応になることが時々ある	該当せず	わからないのに答えることがやや目立つ／「え?」「わからない」となることがやや多い／逸脱等の行動になることがある／エコラリアになることがある	わからないのに答えることが目立つ／「え?」「わからない」となることが多い／逸脱等の行動になることが多い／エコラリアになることが多い	

領域A 小計 _____ _____ 0 _____ _____　　　領域A 計 _____ 点

図 2-14　対人コミュニケーションパターン（受動パターン・指示に対する応答性困難顕在化パターン）

対人コミュニケーション行動観察フォーマット（FOSCOM）
記述／評点化フォーム＜１＞

氏名＿＿＿＿＿＿＿　男・女　年齢＿＿＿：＿＿＿　　総得点＿＿＿点
評価者＿＿＿＿＿＿　評価日＿＿．＿＿．＿＿

A：対人コミュニケーション行動の相互性とプロセス
A−1：他者からの働きかけに対する反応（応答性）

機会なし	項目	ない・極めて乏しい (2)	弱い・一貫性に欠ける (1)	通常 (0)	やや過度・行動としてやや顕在化 (1)	過度・行動として顕在化 (2)	具体的な行動
	1　身体的な遊びへの誘いかけに対する反応	反応しない／喜ばない／反応自体が不明確である	喜ぶもののその程度が弱い／期待が弱い／反応の一貫性に欠ける		やや過度に興奮する／過度に興奮することが時々ある／嫌がることがある	過度に興奮することが頻繁にある／嫌がることが多い	
	2　材料を用いた遊びへの誘いかけに対する反応	反応しない／喜ばない／反応自体が不明確である	喜ぶもののその程度が弱い／期待が弱い／一貫性に欠ける／材料や働きかけの意味を理解することが弱い		やや過度に興奮する／過度に興奮することが時々ある／嫌がることがある	過度に興奮することが頻繁にある／嫌がることが多い	
	3　うなずきを伴う返事（音声言語が理解可能なケースのみ）	反応しないことが多い	反応しないことがある／返事はするが浮動的である／タイミングが遅い／うなずきが弱い	該当せず	言われていることがわからなくても返事をすることが時々ある／エコラリアになることがある	言われていることがわからなくても返事をすることが頻繁にある／エコラリアになることがある	
	4　課題，指示などへの反応	期待される以上に取り組む傾向が顕著にある	期待される以上に取り組む傾向にある／一貫性に欠ける		逸脱することがある／嫌がることがある	逸脱することが多い／嫌がることが多い	
	5　あいさつに対する反応	応じない／応じないことが多い	応じないことがある／一貫性に欠ける		過度にていねいなあいさつをする傾向がある	過度にていねいなあいさつをする傾向が顕著にある	
	6　活動の終了への反応	嫌なはずなのに抵抗せずに終了する傾向が顕著である	嫌なはずなのに抵抗せずに終了する傾向にある		時折，抵抗を示すやや難色を示すものの，説明すると終了する	抵抗を示すことが多い／説明しても終了しないことが多い	

A−2：他者への働きかけ（意思表示）

機会なし	項目	ない・極めて乏しい (2)	弱い・一貫性に欠ける (1)	通常 (0)	やや過度・行動としてやや顕在化 (1)	過度・行動として顕在化 (2)	具体的な行動
	7　注意喚起を中心としたコミュニケーションの開始	自分から開始することがない／極めて乏しい	頻度がやや低い／弱い／一貫性に欠ける		頻度がやや高い／パニックや問題行動になることが時々ある	頻度が過度に高い／パニックや問題行動になることが頻繁にある	
	8　要求	ない／極めて乏しい	やや少ない／弱い／一貫性に欠ける		やや多い／一方的な要求になることがある／パニックや問題行動になることが時々ある	過度に多い／一方的な要求になることが多い／パニックや問題行動になることが多い	
	9　拒否・否定的な感情表現	ない／極めて乏しい	少ない／弱い／一貫性に欠ける		やや多い／パニックや問題行動になることが時々ある	過度に多い／パニックや問題行動になることが多い	
	10　報告	ない／極めて乏しい	弱い／内容が限定的である／一貫性に欠ける		やや多い／相手の反応に無関心な一方的な報告が時々ある	相手の反応に無関心な一方的な報告が頻繁にある	

コミュニケーションの開始困難パターン
弱い報告機能パターン　**過剰な報告パターン**

A−3：継続性

機会なし	項目	ない・極めて乏しい (2)	弱い・一貫性に欠ける (1)	通常 (0)	やや過度・行動としてやや顕在化 (1)	過度・行動として顕在化 (2)	具体的な行動
	11　相互交渉，話題の維持	相互交渉がすぐ終わることが多い	相互交渉がすぐ終わる傾向にある／一貫性に欠ける		話題から逸脱する傾向にある／同じ相互交渉，話題を過度に続けることが時々ある	話題から逸脱することが多い／同じ相互交渉，話題を過度に長く続けることが頻繁にある	
	12　「わからない」（3語連鎖以上の理解可能なケースのみ）	黙る、無反応になることが多い	黙る、無反応になることが時々ある	該当せず	わからないのに答えることがやや目立つ／「え？」「わからない」となることがやや多い／逸脱等の行動になることがある／エコラリアになることがある	わからないのに答えることが目立つ／「え？」「わからない」となることが多い／逸脱等の行動になることが多い／エコラリアになることがある	

特定の話題への固執（11・29）
社会的距離感の近さ（15）
冗長性（30）

領域A　小計＿＿＿　　0　　領域A　計＿＿＿点

図 2-15　対人コミュニケーションパターン（コミュニケーション開始困難パターン・弱い報告機能パターン・過剰な報告パターン）

症例A　記述／評点化フォーム（抜粋）

	項目	期待される以上に取り組む傾向が顕著にある	期待される以上に取り組む傾向にある 一貫性に欠ける	逸脱することがある 嫌がる傾向がある	逸脱することが多い 嫌がることが多い	
	4　課題，指示などへの反応			○		疲れてきたり，課題が難しいとカードを頭に載せて逸脱になりやすい
	5　あいさつに対する反応	応じない	応じないことがある 一貫性に欠ける	過度にていねいなあいさつをする傾向がある	過度にていねいなあいさつをする傾向が顕著にある	
		応じないことが多い		○		
	6　活動の終了への反応	嫌なはずなのに抵抗せずに終了する傾向が顕著である	嫌なはずなのに抵抗せずに終了する傾向にある	挫折，抵抗を示すやや顕著にあるものの，終了するときがある	抵抗を示すことが多く，説明しても終了しないことが多い	場面間の移動はOK 身ぶり，擬態語での発信中は切換えに時間がかかる

A−2：他者への働きかけ（意思表示）

指示に対する応答性の困難 顕在化パターン＋拒否の問題行動

機会なし	項目	ない・極めて乏しい (2)	弱い・一貫性に欠ける (1)	通常 (0)	やや過度・行動としてやや顕在化 (1)	過度・行動として顕在化 (2)	具体的な行動
	7　注意喚起を中心としたコミュニケーションの開始	自分から開始することがない 極めて乏しい	頻度が低い 弱い 一貫性に欠ける	○	頻度がやや高い パニックや問題行動になることが時々ある	頻度が過度に高い パニックや問題行動になることが頻繁にある	母親に視線を向けたり，「ママ」と名前を呼ぶ．
	8　要求	ない 極めて乏しい	やや少ない 弱い 一貫性に欠ける		やや多い 一方的な要求になることがある パニックや問題行動になることが時々ある	多い 一方的な要求になることが多い パニックや問題行動になることが頻繁にある	「じぶんで」と自分で座ろうとする 遊ぶ玩具を自分から要求 「こうじのくるま」
	9　拒否・否定的な感情表現	ない 極めて乏しい	少ない 弱い 一貫性に欠ける		やや多い パニックや問題行動が時々ある	過度に多い パニックや問題行動になることが頻繁にある	疲れてきたり，課題が難しいとカードを頭に載せて逸脱になりやすい
	10　報告	ない 極めて乏しい	少ない 弱い 内容が限定的である 等一貫性に欠ける		やや多い 相手の反応に無関心な一方的な報告が時々ある	多い 相手の反応に無関心な一方的な報告が頻繁にある	名称の発信の後に，擬音語でコメントすることが多い． 例：「くるま」「ブブー、ピピピ」

A−3：継続性

過剰な報告パターン ＋ 特定の話題への固執

機会なし	項目	(2)	一貫性に欠ける (1)	通常 (0)	やや過度・行動としてやや顕在化 (1)	過度・行動として顕在化 (2)	具体的な行動
	11　相互交渉	相互交渉がすぐ終わる	相互交渉がすぐ終わる 一貫性に欠ける		話題から逸脱する傾向があり 同じ相互交渉，話題を過度に長く続けることが時々ある	話題から逸脱することが多く 同じ相互交渉，話題を過度に長く続けることが頻繁にある	電話の音や会話などを延々と話す傾向あり

【観察された対人コミュニケーションパターン】　☑あり　□なし　＊複数該当あり

□受動パターン
☑指示に対する応答性の困難顕在化パターン（要求，拒否の問題行動）
□コミュニケーションの開始の困難パターン
□弱い報告機能パターン
☑過剰な報告パターン（特定の話題への固執・冗長性・社会的距離感の近さ）

症例A　サマリーフォーム（抜粋）

図2-16　症例Aの対人コミュニケーションパターンのサマリーへの転記

対人コミュニケーションパターンも含めて，行動観察で得られた情報を，行動観察のまとめとして図2-17のように文，文章にて言語化，記述する．

> **＜行動観察のまとめ＞**
> 課題には概ね応じるが，疲れるとカードを頭に乗せるなどやや逸脱になりやすい傾向あり．他者からの働きかけに対しては，喜んで期待することもできるが，内容によっては，表情をこわばらせて固まることもある．また，体を使う遊びについては下を向くこともあった．一方，他者への働きかけは量的にはあるが，拒否が逸脱行動になりやすかったり，報告がやや過剰な面あり．また，興味のある効果音の話になるとその行動がやや長く続き，話が切れない面がある．表情変化はあるものの，全体的にやや弱い印象．「〜だし」など，発達面に比しやや難解な語の用い方あり．

図2-17　症例Aサマリー　行動観察のまとめ　記入例

⑦**FOSCOMサマリーでの他の領域からの情報を含めたまとめ・支援の方向性の記述**

　FOSCOMは，あくまで直接行動観察である．従って，言語発達などの他の領域の評価，保護者との面接，質問紙などの他の情報源によって得た情報と併せて，対人コミュニケーション面について，支援の方向性も含めてまとめる必要がある．図2-18の記入例を参考にする．

> **＜他の領域からの情報を含めたまとめ・支援の方向性＞**
> 家庭での様子については，基本的には多弁であり個別場面と比べて大きな差はないようである．
> しかし，幼稚園では，母親のお迎えが遅い日は，登園しぶりがあったり，園で泣いてしまうこともあるようである．また，園での特定の友達もいないよう．児の興味の偏りや切換えのペース，学習レベルなどを考慮した個別的な関わりの中で，達成感を持ったコミュニケーションを増やしていくことが必要．保護者にも，児の行動（逸脱的な行動など）の意味や理由，発達レベルについて伝える中で，逸脱しては叱られるなどの否定的なコミュニケーションを軽減し，肯定的なコミュニケーション（児のペースを配慮した関わりの中で，児が切り替えた場合にほめていく，など）を育んでいく必要がある．

図2-18　症例Aサマリー　他の領域からの情報を含めたまとめ・支援の方向性　記入例

　図2-19にサマリーの記入例を示す．

対人コミュニケーション行動観察フォーマット（FOSCOM）　サマリー

氏名　　A　　　　㊚・女　年齢　　5：9

生年月日　2003．11．　　評価日　2009．8．　　評価者　　　　

医学的診断名：広汎性発達障害（下位分類不詳），精神遅滞（軽度域）

他の検査の情報：田中ビネー知能検査Ⅴ：IQ68，＜S－S法＞：段階4－2

＜下位領域別得点・総得点の目安＞

下位領域A（対人コミュニケーション行動の相互性とプロセス）

得点：　10　　点

所見少ない	所見あり	所見多い
0～3	4～9	㊉10～24

下位領域B（他者への注目・距離・表情変化）

得点：　5　　点

所見少ない	所見あり	所見多い
0～1	㊉2～5	6～14

下位領域C（特徴的なコミュニケーション行動）

得点：　5　　点

所見少ない	所見あり	所見多い
0～1	2～3	㊉4～24

総得点：　20　　点

少ない	やや少ない	やや多い	多い	非常に多い
0～4	5～9	10～13	14～19	㊉20～

　　　　　　　　　　　　　　　　　　　　所見あり →

【観察された対人コミュニケーションパターン】　☑あり　□なし　＊複数該当あり

- □ 受動パターン
- ☑ 指示に対する応答性の困難顕在化パターン（要求，拒否の問題行動）
- □ コミュニケーションの開始の困難パターン
- □ 弱い報告機能パターン
- ☑ 過剰な報告パターン（特定の話題への固執・冗長性・社会的距離感の近さ）

＜行動観察のまとめ＞

課題には概ね応じるが，疲れるとカードを頭に載せるなどやや逸脱になりやすい傾向あり．他者からの働きかけに対しては，喜んで期待することもできるが，内容によっては，表情をこわばらせて固まることもある．また，体を使う遊びについては下を向くこともあった．一方，他者への働きかけは量的にはあるが，拒否が逸脱行動になりやすかったり，報告がやや過剰な面あり．また，興味のある効果音の話になるとその行動がやや長く続き，話が切れない面がある．表情変化はあるものの，全体的にやや弱い印象．「～だし」など，発達面に比しやや難解な語の用い方あり．

＜他の領域からの情報を含めたまとめ・支援の方向性＞

家庭での様子については，基本的には多弁であり個別場面と比べて大きな差はないようである．しかし，幼稚園では，母親のお迎えが遅い日は，登園しぶりがあったり，園で泣いてしまうこともあるようである．また，園での特定の友達もいないよう．児の興味の偏りや切換えのペース，学習レベルなどを考慮した個別的な関わりの中で，達成感を持ったコミュニケーションを増やしていくことが必要．保護者にも，児の行動（逸脱的な行動など）の意味や理由，発達レベルについて伝える中で，逸脱しては叱られるなどの否定的なコミュニケーションを軽減し，肯定的なコミュニケーション（児のペースを配慮した関わりの中で，児が切り替えた場合にほめていく，など）を育んでいく必要がある．

図2-19　FOSCOMサマリー記入例

項目別の観察手続き

A：対人コミュニケーション行動の相互性とプロセス
A－1：他者からの働きかけに対する反応（応答性）
項目1．身体的・直接的な遊びへの誘いかけに対する反応

　観察者が，くすぐる，風を当てる，などの身体的，直接的な遊びに子どもを誘いかけた時に，子どもがその遊びを喜び，期待する反応がどのようにみられるか，その反応の程度と質について観察する．

内容：

　本項目では，遊びという楽しい社会的状況を呈示した時に，1）子どもがその働きかけを期待するか，2）子どもがその働きかけを喜ぶか，3）観察者からの次の働きかけを期待するか，の3点について観察する．本項目が基本的に念頭に置いているのは，物や絵カードを用いない遊びであり，身体を用いたダイナミックで直接的な遊びの観察である．

　具体的には検査中あるいは，検査後の自由場面にて，くすぐる，バインダーで風を当てる，高い高い，などの身体接触的な遊び，「一本橋」などの手遊びなどに観察者が子どもを誘う．反応をしない，喜ばないなどの過小・潜在的な行動を示す子どももいれば，過度に興奮する，嫌がる，あるいは繰り返しを過度に要求するなどの過剰・顕在化の行動を示す子どももいる．背景としては，感覚過敏や不確実な事態に対する予期不安，興味の偏りなどの子どもの特性が考えられる．

対象：

　全ての子どもを対象とする．

手続き及び留意点：

　くすぐりを例にして述べる（図2-20）．課題の合間，あるいは課題の終了後に報酬，気分転換として行う．遊びへの誘いかけは，子どもの期待を高めるように，そっとあるいはゆっくり，ポーズ（間）を入れながら反復して行うことが望ましい．くすぐりに対して笑うというだけでなく，働きかけに対する期待感，表情をみる項目だからである．

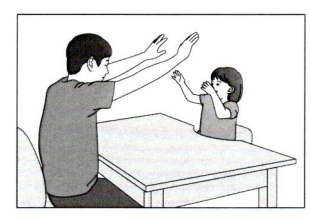

課題の節目に,「万歳」を示して,子どもに手を上げてもらう　　意表をつくようにくすぐる　　「もう一回,万歳」と言って再度くすぐるポーズを示してからくすぐる

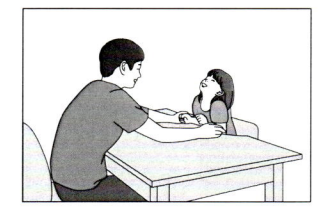

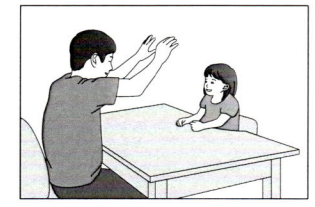

図2-20　万歳〜くすぐり

　子どもが場面や観察者に慣れてから行うのが望ましい．また，課題の賞賛時など，一般的に不自然ではないタイミングで実施する．子どもがそれらの働きかけを嫌がる場合，あるいは嫌がることが事前にわかっている場合は，繰り返し実施しない（その場合は，通常と異なる所見として捉える）．また，働きかけることで，子どもが興奮して，課題実施に支障を来すことが予想される場合は，検査を一通り実施した後に行うことが望ましい．しかし，そのような場合も，通常と異なる所見として捉える．

観察上のポイント：
　まずは，子どもが反応するか，喜ぶかを観察する．また，単に感覚的な反応を求めているのではなく，観察者の表情や動作などの社会的な働きかけを楽しんでいるか，喜び方が通常の範囲内であるか，観察者の働きかけがいつ与えられるかわからないという一定の不確実な状況を楽しむことができるか，などを観察する．

評価基準の具体例：
【通常期待される反応】：観察者からの遊びへの誘いかけを楽しみ，次の行動を期待する．
【ない・極めて乏しい】：子どもがほとんど反応しないか，あるいは遊びへの誘いかけに対する反応としては極めて乏しい．動きとしてはあるものの，遊びへの誘いかけに対する反応としては不明確であり，十分な機会があるにも関わらず反応しない，興味がないことが多い場合はこの評価基準とする．
　例1：くすぐりに対して，笑顔などの表情変化を示すことがあったが，他の機会ではほとんど反応がない，あるいは働きかけに対して興味を示さない．
　例2：万歳を促すと手を挙げるなどの物理的な動きはあるが，表情変化がない，極めて乏しい．

【弱い・一貫性に欠ける】：以下の場合は，この評価基準とする．1）表情が変わるが，喜びが弱い場合，2）特定の遊びへの誘いかけには明確に反応するが，他の遊びには反応がみられないなど場面や働きかけにより反応が異なる場合，3）笑いは浮かべても，次の行動を期待しない場合．

　　例3：くすぐりに対して笑顔は見せるものの，観察者からの遊びへの誘いかけを期待
　　　　することが弱い場合．

【やや過度・行動としてやや顕在化】：観察者からの働きかけは喜ぶが，その喜び方，興奮の仕方がやや過度である，あるいは時々過度になる．
あるいは，観察者からの働きかけをやや嫌がる．

　　例4：くすぐりに対し，すぐに観察者をくすぐり返すことが何回かある場合．
　　例5：くすぐりをするように要求することが何回かある．
　　例6：くすぐりに対して，首を振って嫌がることがある．

【過度・行動として顕在化】：観察者からの働きかけは喜ぶが，その喜び方，興奮の仕方が過度である，あるいは過度になることが多い．
観察者からの働きかけをはっきりと嫌がる．

　　例7：くすぐりに対して，興奮し，その他の課題の実施に支障を来す程度である．

関連する他の項目：
　　項目2．　材料を用いた遊びへの誘いかけに対する反応
　　項目16．ポジティヴな表情
　　項目18．複雑，微妙な表情
　　項目8．　要求：遊びについての要求が見られた場合
　　項目9．　拒否，否定的な感情表現：遊びへの誘いかけへの拒否が見られた場合

項目2．材料を用いた遊びへの誘いかけに対する反応

　観察者が，検査道具である絵カードや実物を用いて，子どもを遊びに誘いかけた時に，子どもがその働きかけが遊びであることを理解し，喜び，期待する反応がどのようにみられるか，その反応の程度と質について観察する．

内容：

　本項目では，以下の三点について観察する．1）観察者からの材料を用いた遊びへの働きかけを遊びとして理解しているか，2）遊びを喜ぶか，3）遊びを期待するか，である．本項目が基本的に念頭に置いている遊びは，実物や絵カードなどの材料・指示対象を用いた遊びであり，項目1の遊びに比し，やや間接的な働きかけに対する反応である．言い換えれば，観察者と子どもと材料（指示対象）の三者によって成立する相互交渉である．

　反応をしない，喜ばない，あるいは材料・働きかけの意味を理解しないなどの過小・潜在的な行動を示す子どももいれば，過度に興奮する，嫌がる，あるいは繰り返しを過度に要求するなどの過剰・顕在化の行動を示す子どももいる．背景としては，社会的なイマジネーションの乏しさや不確実な事態に対する予期不安，興味の偏りなどの子どもの特性が考えられる．実物を用いるか，絵カードを用いるかの判断は，子どもの言語発達の段階によって異なる．＜S-S法＞の段階2＜事物の基礎概念＞レベルのような音声言語の理解がまだ難しい子どもに対しては，基本的に実物を用いる．段階3＜事物の記号＞以上で，音声言語で絵カードを選ぶことが可能なケースについては，絵カードを用いる．判断が難しい場合は，双方を用いる．

　いずれの場合も，観察者は用いる実物や絵カードに関連した遊び（例：電話であれば，「もしもし」と観察者が実物を操作，あるいは身ぶりをする．帽子であれば，観察者が子どもにかぶせたり，観察者がこっけいにみえる方法でかぶる）に子どもを誘う．絵カードを用いる場合は，「はさみ」で子どもの髪の毛を切るふり（図2-21），「犬」が子どもに吠える真似（図2-22），「パン」をつまんで食べるように子どもに渡すふり（図2-23），「飛行機」を飛ばして子どもにぶつかるふり（図2-24），などの誘いかけを行う．単一の語彙でなく，複数の語彙を用いることが望ましい．

　なお，ここでの材料は指示対象であり，いわば観察者と子どもの間の話題である．従って，バインダーで子どもをあおぐ場合のバインダーは，指示物というよりは，項目1の身体接触遊びに付随する物であり，本項目における「材料」とは意味が異なる．

対象：

全ての子どもを対象とする．

手続き及び留意点：

基本的には，事物を用いた見本合わせ，受信・発信課題の中の自然な流れで行う．絵カードを用いる場合は，事物名称の発信時に行うことが望ましい．また，観察者の働きかけは，一般的に子どもの興味をそそるような働きかけにする．観察者は，材料・指示対象を見せながら，ゆっくりとポーズ（間）を作りながら，遊びに誘いかけ，可能であれば何回か反復する（図2-21〜24）．

「はさみ」の場合

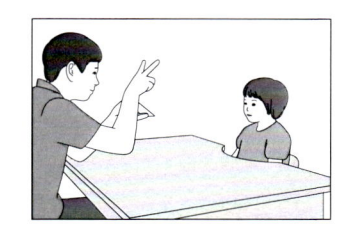

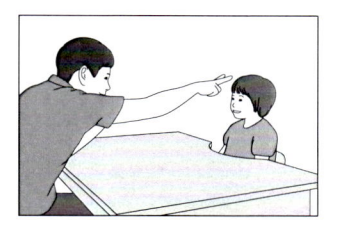

子どもが発信した後に，観察者が，「はさみちょっきん」と言って，はさみの身ぶりをして，子どもの髪の毛を切るふりをする．

図2-21　「はさみ」の場合

「犬」の場合

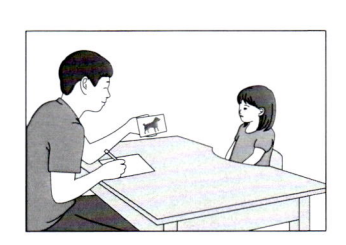

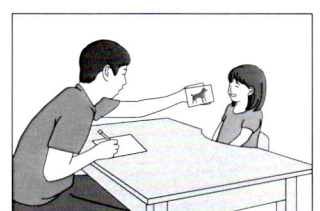

子どもが発信した後に，観察者が，「わん」と犬の絵カードを近づける

図2-22　「犬」の場合

「パン」の場合

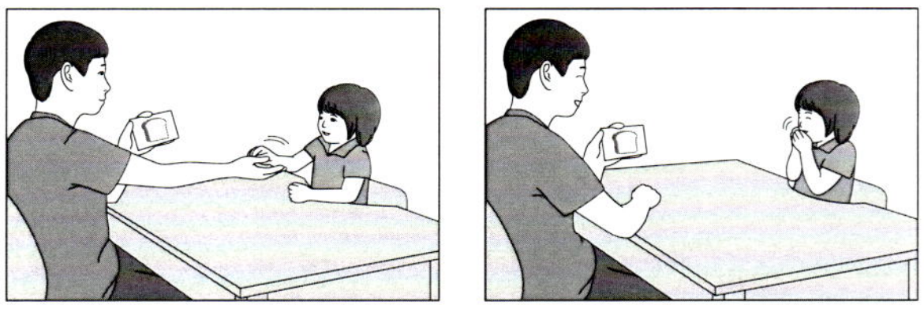

子どもが発信した後に，観察者が，「パンたべる?」とパンを食べさせるふりをする

図2-23 「パン」の場合

「ひこうき」の場合

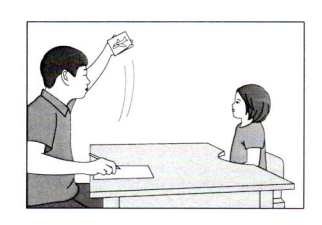

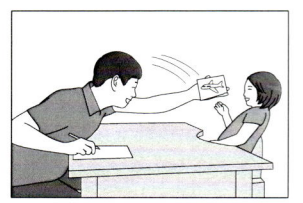

子どもが発信した後に，観察者が，「ひこうきぶーん」とカードを動かして，子どもの方に飛んでいくようにする

図2-24 「ひこうき」の場合

観察上のポイント：
　子どもが反応するか，反応するとしたら喜ぶか，働きかけを期待しているか，また観察者の働きかけの意味を理解しているか，について観察する．観察者が行っているのが，現実ではなく「ふり」であり，対象となる材料に関連した遊びに誘いかけられていることを理解しているか，を子どもの表情や動作から観察する．

評価基準の具体例：
【通常期待される反応】：観察者の表情を見ながら，遊びへの誘いかけであることを理解し，観察者の誘いかけを楽しみ，次の行動を期待する．
【ない・極めて乏しい】：子どもがまったく，あるいはほとんど反応しない．動きとしてはあるものの，遊びへの誘いかけに対する表情変化などの反応としてはない，あるいはほとんどない，十分な機会があるにも関わらずに反応しない，興味を示さないことが多い場合はこの評価基準とする．
　例1：食べ物の絵カードを用いた働きかけに開口はするなどの物理的な動きはあるが，

　　　　　表情変化がない，あるいはほとんどない．

　例２：飛行機の絵カードを動かすと，笑顔を示すことが一度あったが，他の機会では
　　　　　無反応である．

【弱い・一貫性に欠ける】：以下の場合は，この評価基準とする．１）行動としては応じるが喜びが弱い場合，２）いくつかの遊びへの誘いかけには反応するが，他の遊びには反応がみられないなど場面や働きかけにより反応が異なる場合，３）喜んではいるが，絵カードなどの内容との関係を理解していないような場合，４）単に観察者の真似になるなど観察者の意図を理解していないような場合．

　例３：「飛行機」の絵カードを近づけると，笑顔で絵カードをつかむ．

　例４：食べ物のカードを用いて，食べるふり遊びへの誘いかけには笑顔で応じ，飛行
　　　　　機のカードに対しては，笑顔でよけるが，犬のカードを用いて吠える働きかけ
　　　　　に対しては，無反応である．

【やや過度・行動としてやや顕在化】：観察者からの働きかけは喜ぶが，その喜び方，興奮の仕方がやや過度である，あるいは時々過度になる．観察者からの誘いかけを繰り返し要求する，同じ遊びを反復することがやや多い場合もこれに含まれる．一方，やや嫌がる場合も，子どもの意図が顕在化している行動としてここに含める．

【過度・行動として顕在化】：観察者からの働きかけは喜ぶが，その喜び方，興奮の仕方が過度である，あるいは過度になることが多い．一方，嫌がる場合も，子どもの意図が顕在化している行動としてここに含める．

　例５：観察者からの誘いかけを繰り返し要求する，同じ遊びを反復し，課題の実施に
　　　　　支障を来す．

　例６：観察者からの誘いかけを嫌がる．

関連する他の項目：

　項目１．　身体的な遊びへの誘いかけに対する反応

　項目１６．ポジティヴな表情

　項目１８．複雑，微妙な表情

　項目８．　要求：遊びについての要求が見られた場合

　項目９．　拒否，否定的な感情表現：遊びへの誘いかけへの拒否が見られた場合

　項目３１．指示理解，状況理解の弱さや狭さ，独特さ：材料や働きかけの意味を理解
　　　　　　することが弱い様子がみられる場合

項目3．うなずきを伴う返事

観察者からの声かけに対し，内容と一貫した，タイミングの合ったうなずきを伴う返事がどのようにみられるか，その反応の程度と質について観察する．

内容：

本項目が念頭に置いているのは，呼名に対する返事だけでなく，「これは何か教えてね」などの指示，「これを見てみようか？」「これは犬だね」などの確認，「これ大きいね」「これかっこいいね」などのコメントに対する返事のスキルである．通常は，このようなちょっとしたやりとりの中で，様々な相互交渉，コミュニケーションの往復，キャッチボールが行われており，それは検査場面でも同様である．その他，自由場面で何かに熱中している文脈での返事の様子なども観察の対象となる．

返事をしない，不明確であるというような過小・潜在的な行動を示す子どももいれば，言われていることがわからなくてもうなずく，エコラリアになるなどの過剰・顕在化の行動を示す子どももいる．

対象：

音声言語の理解（単語以上のレベル）があるケース．選択肢が実物であるようなレベルでも対象となる．

手続き及び留意点：

子どもが緊張していることの多い検査の冒頭部分だけでなく，リラックスした時点での反応も含める．観察者は子どもに対し，返事を必要とするような声かけを心がける．例えば，絵カードの課題を行う時に，「これをやってみようか」とカードを呈示して子どもに確認をしてから行う，などである．また，課題終了後も，「これ簡単だった？」などと声かけをすることで，子どもの返事を確認するコミュニケーション機会が設定できる．少なくとも，5回以上は設定するようにする．

観察上のポイント：

観察者からの声かけに対する子どもの言語的な返事（「はい」，「うん」など）の有無，反応の一貫性，そのタイミング，うなずきとのタイミング，あるいは声かけの意味との関連性などを観察する．

評価基準の具体例：

【通常期待される反応】：観察者からの声かけに対し，その声かけの内容を理解して，返事をすることが多く，反応にも一貫性がある．

【ない・極めて乏しい】：返事をしないことが多い．無反応である．

【弱い・一貫性に欠ける】：返事をすることがあるが浮動的である，あるいは一貫性に乏しい．また，返事のタイミングが遅い，うなずきを伴わない場合もこれに含まれる．

　例１：強調して声かけをすると返事をするが，強調しないと反応が乏しい場合は，一貫性がないとして，「弱い・一貫性に欠ける」とした．

　例２：返事をしない反応もある一方で，声かけに対して，内容がわかっていないようでいても返事をする場合，チェックとしては，「弱い・一貫性に欠ける」，「やや過度・行動としてやや顕在化」の双方にチェックとした．

【やや過度・行動としてやや顕在化】：返事をすることが多いが，その返事がやや過度である，あるいは声かけの内容を理解していないにも関わらず，返事をすることがやや多い（数回程度）．時々エコラリアになる場合は，ここに含まれる．

　例３：典型的なエコラリアではないが，うなずきを伴う返事ではなく，「食べたいの？」の声かけに「食べたい」，「いい？」に対し「いい」，「おいしい？」に「おいしい」と観察者からの声かけの一部を用いて答える．

【過度・行動として顕在化】：返事をすることが多いが，その返事が過度である，あるいは声かけの内容を理解していないにも関わらず，返事をすることが多い．エコラリアになることが多い場合はここに含まれる．

関連する他の項目：

　項目２０．身ぶりや動作の乏しさ・不自然さ

　項目２５．エコラリア（即時・遅延），反響動作：エコラリアがみられた場合

項目4．課題，指示などへの反応

課題，指示などに対して応じようとする行動がどのようにみられるか，その反応の程度と質について観察する．

内容：

本項目が念頭に置いているのは，他者からの社会的な要請に対して応じようとする社会的な応答性に関連する反応である．子どもは発達的に実施が可能な課題や指示などの社会的な要請に対し，一定程度は応じようとするが，難しい課題は負担感を示すだろうという前提がある．

期待される以上に課題に応じるなど，子どもの意図が不明確，あるいは一貫しないような過小・潜在的な行動を示す場合がある一方で，逆に嫌がる，逸脱するなどの過剰・顕在化の行動を示す場合もある．

対象：

全ての子どもを対象とする．

手続き及び留意点：

言語発達検査全体を通して観察する．あくまで子どもの発達レベルに基づき実施可能な範囲での課題設定にすることに留意する．

観察上のポイント：

課題を通過する，しないに関わらず，観察者からの課題の呈示，指示，質問に対し，通常の範囲内で，通常の方法で子どもが応じようとするかについて観察する．

評価基準の具体例：

【通常期待される反応】：観察者から出される課題，指示，質問に対し，適切と思われる範囲で応じようとする．難しい課題に対し一定の拒否や回避がみられたとしても，それが発達年齢から考慮すると通常と捉えられる場合は，この評価基準とする場合もある．

　例1：課題中に椅子から降りようとすることはあるが，頻度が多くはないこと，課題に応じようとする面もあったこと，子どもの発達年齢が2歳台であることを考慮した．

【ない・極めて乏しい】：課題に対し反応しない．あるいは発達年齢から期待される以上

に課題，指示，質問に応じようとする傾向が強い．

【弱い・一貫性に欠ける】：課題に対する反応が弱い．あるいは発達年齢から期待される以上に課題，指示，質問に応じようとする傾向がやや強い．

【やや過度・行動としてやや顕在化】：発達年齢に比し，課題に取り組む時間がやや短い，離席をする，課題から逸脱する頻度が高い場合がこれに当たる．場面を構造化しないと逸脱するような場合は，この評価基準となる．一方，やや嫌がる場合も，子どもの意図が顕在化している行動としてここに含める．

　例２：離席をしようとしたり，わざとカードを落とそうとする行動がみられるが，一定の課題を行うとスタンプが押せるという設定にしたところ，応じるようになる．

【過度・行動として顕在化】：発達年齢に比し，明らかに課題に取り組む時間が短い，すぐに離席をする，課題から逸脱するような場合がこれに当たる．一方，嫌がる場合も，子どもの意図が顕在化している行動としてここに含める．

関連する他の項目：
　　　項目１８．複雑，微妙な表情：ほめられて嬉しそうな表情などをみる
　　　項目９．　拒否，否定的な感情表現：拒否や逸脱がみられる場合

項目5．あいさつに対する反応

他者からのあいさつの促しに対して応じる行動がどのようにみられるか，その反応の程度と質について観察する．

内容：

本項目が念頭に置いているのは，社会的なエチケットの一つであるあいさつという他者からの働きかけに対する子どもの応答性である．あいさつをきちんとできるか，というしつけ的な観点よりも，むしろ他者をどのように意識するか，注意を向けるか，社会的な要請に答えようとするか，に重点を置く．

あいさつに応じないなどの過小・潜在的な行動を示す子どももいれば，過度にていねいにあいさつするなどの過剰・顕在化の行動を示す子どももいる．

対象：

全ての子どもを対象とする．

手続き及び留意点：

検査前に待合室などで会った時のあいさつ，着席後の対面してのあいさつ，あるいは検査後の別れのあいさつなどが観察のタイミングである．初対面であることから生じる照れや人見知り，緊張などは，年齢によってはむしろ当然である．そのような時は，検査後にある程度慣れた時点での別れのあいさつの様子などと比較して観察する．

観察上のポイント：

検査前であれば，それまで子どもが行っていた活動を中断して，どのように観察者に意識を向けるかなどがポイントになる．また，検査終了して別れる時に，子どもが観察者に対しどのように意識を向けるかが観察のポイントになる．

評価基準の具体例：

【通常期待される反応】：年齢として期待される範囲で応じる．

【ない・極めて乏しい】：観察者からのあいさつには応じない，あるいはほとんど応じない．

【弱い・一貫性に欠ける】：観察者からのあいさつには応じないことがある，あるいは一貫性に欠ける．検査前後で反応が著しく異なる場合もこれに当たる．また，あいさつの

反応を引き出すのに，観察者の努力が必要な場合もここに含まれる．

　　例1：検査直後は観察者の方を繰り返し振り返り，手を振る．しかし，その後しばらくたってから，改めて廊下で会うとまったく反応がない．

【やや過度・行動としてやや顕在化】：年齢から期待される以上にていねいなあいさつをする，あるいは過剰にあいさつをする傾向にややある．

【過度・行動として顕在化】：年齢から期待される以上にていねいなあいさつをする，あるいは過剰にあいさつをする．

　　例2：検査終了時に，「今までありがとうございました」とあいさつする．

関連する他の項目：

　　項目27．大人びた表現，難解な語の使用：年齢から期待される以上にていねいにあいさつをする傾向にあるような場合

　　項目15．社会的な距離感：帰りのあいさつの時の観察者との関係の深まりをみる場合

項目6．活動の終了への反応

　好きな活動の終了や他の活動，場所への移行を促す働きかけに対してどのように応じるか，その反応の程度と質について観察する．

内容：

　本項目で念頭に置いているのは，子どもの好きな活動を終了する，他の活動に移行するように働きかけられた時の子どもの応答性に関連する反応である．一般的にこのような行動は，対人コミュニケーション行動というよりも，同一性保持などの行動特徴と結び付けられることが多いが，実際は他者とのコミュニケーションの中で観察される行動であるため，対人コミュニケーション行動の応答性に含めて観察する．

　いやなはずなのに抵抗せずに終了するなど，子どもの意図が不明確，あるいは一貫しない過小・潜在的な行動を示す子どももいれば，過度に抵抗を示すなどの過剰・顕在化の行動を示す子どももいる．

対象：

　全ての子どもを対象とする．

手続き及び留意点：

　この項目のための場面設定は必要ない．

観察上のポイント：

　検査前に待合室などで，子どもがそれまで行っていた遊びなどの活動を終了する時，あるいは検査後の保護者との面接終了時に，遊びを終了する時に，どのような反応を示すかについて観察する．また机上の課題で別の課題に移る時や，検査中に子どもが興味を持った事柄から切り替えて他の活動に移る時についても観察する．

評価基準の具体例：

【通常期待される反応】：年齢として期待される範囲で応じる．一定の表情変化や反論（「もっと遊びたい」）などが観察されても，自分で気持ちに折り合いを付けているような場合は，通常期待される反応とする．

【ない・極めて乏しい】：年齢から期待される以上にスムーズに活動の変更，終了に応じる傾向にある．

例1：自由遊びの時に，電車の玩具の遊びに熱中していたにも関わらず，終了を告げられると，まったく抵抗や感情変化を示さずに，切り替えて片付ける．

【弱い・一貫性に欠ける】：年齢から期待される以上にスムーズに活動の変更，終了に応じる傾向にややある，あるいは一貫性に欠ける．

【やや過度・行動としてやや顕在化】：観察者からの活動の変更，終了の働きかけには応じないことがある．玩具を片付ける箱を示したり，子どもの興味の強い活動を予告することで応じた場合もここに含まれる．

例2：自由場面の終了時に，保護者が帰ることを伝えてもすぐには片付けずに抵抗を示し，帰りの交通機関のことなど子どもの好きな内容を伝えると応じる．

【過度・行動として顕在化】：観察者からの活動の変更，終了の働きかけには応じない，あるいはほとんど応じない，応じることができない．

例3：検査場面で子どもが乗り物の検査の絵カードを動かす遊びを繰り返し行い，次の課題への移行が難しい．

関連する他の項目：
　項目9．拒否・否定的な感情表現

A—2：他者への働きかけ（意思表示）
項目7．注意喚起を中心としたコミュニケーションの開始

子どもからの注意喚起を中心とした，他者との関わりを求めるコミュニケーションを開始する行動がどのようにみられるか，その行動の程度と質について観察する

内容：

本項目が念頭に置いているのは，子どもが自発的に開始する注意喚起を中心としたコミュニケーションの頻度とその強さである．またその頻度が適切な範囲にあるか，その方法が通常みられるものであるかを観察する．

孤立型，受動的な社会的相互交渉を示す子どもの中には，自発的な注意喚起を中心としたコミュニケーションの開始が難しいなど，過小・潜在的な行動を示す子どもがいる．一方では，問題行動によって注意喚起を中心としたコミュニケーションを開始する場合や，極端に高い頻度でコミュニケーションを開始するような過剰・顕在化の行動を示す場合がある．

注意喚起は，相手の名前を呼ぶなどの行動の場合もあるが，相手に接近するなどの行動，物を投げるなどの問題行動による場合もある．いずれにしても，注意を引こうとする，構ってもらいたがるなどの機能があると推測される場合は，本項目の対象とする．注意喚起単独のコミュニケーションだけでなく，要求や報告行動に先行するコミュニケーションの開始行動についても本項目の対象とする．

対象：

全ての子どもを対象とする．

手続き及び留意点：

観察者と保護者が面接をするなど，子どもからの自発的な働きかけがないとコミュニケーションが開始しない，子どもが観察者や保護者の注意を引くことができないような設定にする．このような状況設定が１０分以上続くことが望ましい．

観察上のポイント：

保護者との面接時間などにみられる子どもからの保護者あるいは観察者への自発的なコミュニケーションの頻度やその方法を観察する．

コミュニケーションの機能は注意喚起を中心としたコミュニケーションの開始の頻度について観察する．「これなーに」など質問形式の表現でも，周囲に構ってほしい行動と考えられるような場合は，本項目で観察する．

コミュニケーションの方法は，音声言語によるものに限らず，視線，身ぶりや実物の受け渡し，呈示，接近など，子どもからのコミュニケーションの意図のあるものは観察の対象とする．また，物を投げる，自傷行動などの不適切な方法であっても，コミュニケーションを開始していると考えられる場合は観察の対象とする．

評価基準の具体例：

【通常期待される反応】：子どもからの注意喚起を中心としたコミュニケーションの開始が，通常期待される頻度や方法でみられる．１０分程度の自由時間において明確で自発的なコミュニケーションの開始が複数回みられる場合は，頻度としてこれに当たる．

【ない・極めて乏しい】：注意喚起を中心とした子どもからのコミュニケーションの開始がみられない，あるいは極めて乏しい．コミュニケーションの開始の行動としては不明確な場合もここに当たる．自由時間で他者とのコミュニケーションを開始するような機会が十分にあるにも関わらず，コミュニケーションの開始がほとんどみられないような場合は，この評価基準とする．

【弱い・一貫性に欠ける】：子どもからの注意喚起を中心としたコミュニケーションの開始が少ない，一貫性に欠ける，コミュニケーションを開始しようとはしているが，保護者あるいは観察者からの問いかけ，プロンプトが必要な場合などがこれに当たる．

　例１：自由場面中に，観察者と保護者が子どもに注目すると報告などをしてくるが，周囲が注目しないと殆ど自発的なコミュニケーションの開始がみられない．

【やや過度・行動としてやや顕在化】：通常期待されるよりやや高い頻度で，子どもからの注意喚起を中心としたコミュニケーションの開始がみられる．また，不適切な行動での注意喚起を中心としたコミュニケーションの開始がみられることが時々ある．

【過度・行動として顕在化】：通常期待されるより高い頻度で，子どもからの注意喚起を中心としたコミュニケーションの開始がみられる．また，不適切な行動での注意喚起を中心としたコミュニケーションの開始がみられることが頻繁にある．

　例２：遊んでいる物について「これなーに？」と，面接中繰り返し質問をしてくる．

関連する他の項目：

　項目８．要求：要求する前のコミュニケーションの開始をどのようにするか

項目8．要求

子どもからの要求がどのようにみられるか，その行動の程度と質について観察する．

内容：

本項目が念頭に置いているのは，子どもからの要求の頻度や強さとその方法の適切さである．

受動的な社会的相互交渉を示す子どもの中には，明らかに欲しいものがあるにも関わらず，要求を示すことが困難な過小・潜在的な行動を示す子どもがいる．一方では，際限なく要求する，事細かに要求する，あるいは問題行動によって要求を示すような過剰・顕在化された行動を示す子どももいる．

また，例えば要求をした後に，要求した対象である事物が実際に自分の手もとに届くことに関心を示さない，満足しないような行動についても本項目で扱うこととする．

対象：

全ての子どもを対象とする．

手続き及び留意点：

構造化された言語発達検査場面では，自発的な要求が出づらいため，課題間にシールやスタンプなどの報酬を提示する，あるいは保護者との面接時間に玩具で遊ぶ時間（10分以上が望ましい）を設定するなど，要求行動が誘発されやすい場面設定が必要である．玩具は子どもの手の届かない棚に置き，玩具の写真を掲示するなどの設定をすることが望ましい．その状況でも要求が観察されない場合は，子どもが操作できないねじまき玩具などを呈示して，操作の要求を誘発する，または高い高いなどの身体的接触遊びをして，その継続の要求を誘発するなどの場面設定も必要な場合がある．いずれの場合も，子どもの好む活動について事前に保護者から聴き取っておく必要がある．

観察上のポイント：

検査中の子どもからの要求はもちろんのこと，検査前後の自由場面での子どもの様子を観察する．要求頻度だけでなく，要求がすぐにかなえられない時にも繰り返し要求するか，あるいはすぐにあきらめてしまうかなど，要求の強さについても観察する．手を引っ張る，手を差し出すなどの非言語的な身ぶりも含め観察の対象とする．要求がかんしゃく，物投げなどの問題行動になる場合は，そのことを考慮に入れて行動観察を行う．

また，何について要求するか，という要求の内容についても観察する．

評価基準の具体例：
【通常期待される反応】：子どもからの要求が，通常期待される頻度，強さ，方法でみられる．10分程度の自由時間において異なる内容の要求が複数回みられた場合は，これに当たる．自由場面において複数回みられなくても，検査時間を通して異なる内容の要求が複数回みられるような場合もこれに当たる．

【ない・極めて乏しい】：子どもからの要求がみられない，あるいは極めて乏しい．要求を行うような機会が十分にあるにも関わらず，要求がほとんどみられないような場合（例：物がとれない，操作できないなど要求行動が期待される場面であるにも関わらずみられない場合）は，この評価基準とする．

【弱い・一貫性に欠ける】：子どもからの要求の頻度が少ない，一貫性に欠ける，内容が限定的である，自発的な要求があっても反応が弱い，保護者や観察者からの問いかけが必要である場合など自発性に欠ける場合がこれに当たる．また，遠回しの要求などもこれに当たる．異なる内容の要求が複数回みられた場合でも，要求を行う機会が十分にあるにも関わらず，要求がほとんどみられないような一貫性に欠ける反応の場合は，この評価基準とする．

例1：要求の玩具の写真を見ているが，それ以上のアピールを自発的にしない，あるいは促せば要求に至る．

例2：玩具を二つ呈示しても選ぶことができないが，一つずつ「これ？」と聞くとうなずきあるいは首ふりで答える．

【やや過度・行動としてやや顕在化】：通常期待されるよりやや高い頻度で，子どもからの要求がみられる．通常よりも細部にわたる要求もこれに当たる．また要求はみられるが，要求したことを忘れてしまう，要求した物が手に入っても満足しないようなことが時々ある，また，直接的な行動，物を投げる，かんしゃくなどの不適切な行動による要求がみられることが時々ある．

例3：自由場面で家に帰りたくなり，保護者の方へ行かずに勝手にドアを開けて外に出ようとする．

例4：自由場面で写真を用いて玩具を選択したが，玩具が来ても遊びたがらない，あるいはすぐに他のものを要求する．

【過度・行動として顕在化】：通常期待されるより高い頻度で，子どもからの要求がみられる．また要求はみられるが，要求したことを忘れてしまう，要求したものが手に入っ

ても満足しないようなことが頻繁にある，また直接的な行動，物を投げる，かんしゃくなどの不適切な行動による要求がみられることが頻繁にある．

関連する他の項目：
　項目7．注意喚起を中心としたコミュニケーションの開始
　項目9．拒否・否定的な感情表現

項目９．拒否・否定的な感情表現

子どもからの拒否・否定的な感情表現がどのようにみられるか，その行動の程度と質について観察する．

内容：

本項目が念頭に置いているのは，子どもからの拒否・否定的な感情表現である．子どもにとっていやなこと，いやな事態を回避するために，「いやだ」，「ちがう」，「つかれた」などの意図を他者に伝えることができるか，その頻度，あるいはその強さや方法の適切さである．

受動的な対人コミュニケーション行動を示す子どもの中には，明らかにいやな事態であるにも関わらず従順に指示に従うような過小・潜在的な行動を示す場合がある．また一方では，過度に拒否をする，問題行動によって拒否・否定的な感情表現を示すような過剰・顕在化の行動となるような子どももいる．

対象：

全ての子どもを対象とする．

手続き及び留意点：

構造化された言語発達検査場面では，拒否行動が出づらいため，課題間にシールやスタンプなどの報酬を提示する，あるいは保護者との面接時間などに玩具などで遊ぶ時間（１０分以上が望ましい）を設定するなど，要求行動と表裏の関係にある拒否行動が誘発されやすい場面設定が必要である．子どもの好みについては予め，あるいは検査中に保護者から聴き取っておく．子どもが嫌がることをわざわざ行うことは望ましくないため，意図的には設定しない．

観察上のポイント：

拒否ついては，検査中に検査に飽きた場面や疲れた場面などで観察することができる．また，自由場面でも，好きでない玩具や玩具に飽きた時などが観察上のポイントである．顔を背ける，手で物を押しやる，などの非言語的な身ぶりも観察の対象とする．会話が可能な場合は，「疲れた」などの感情表現もここに含まれる．また，離席する，物を投げる，かんしゃくなどの問題行動で拒否を示す場合もあるので，それらも含め観察対象とする．

評価基準の具体例：

【通常期待される反応】：子どもからの拒否・否定的な感情表現が，通常期待される頻度でみられる．

　例1：「むずかしい」，「つかれた」などの表現が，検査中に子どもから自発的にみられる．

　例2：検査中に，疲れた様子の時に首を振って離席をしたい旨を観察者に伝えることがみられる．

【ない・極めて乏しい】：子どもからの拒否・否定的な感情表現がみられない，あるいは極めて乏しい．拒否を行うような機会が十分にあるにも関わらず，拒否がほとんどみられないような場合（例：明らかにいやな場面なのに，行動として現れない）は，この評価基準とする．

【弱い・一貫性に欠ける】：子どもからの拒否・否定的な感情表現の頻度が少ない，一貫性に欠ける，反応が不明確である，などがこれに当たる．「つかれた」などを示す絵シンボルなどによる視覚的手がかりを呈示すれば，拒否，感情表現を行う場合もこの評価基準に含める．

【やや過度・行動としてやや顕在化】：通常期待されるよりやや高い頻度で，子どもからの拒否・否定的な感情表現がみられる．また，不適切な行動での拒否・否定的な感情表現がみられることが時々ある．拒否・否定的な感情表現に起因していると思われる，離席をする，わざと違うことをする，目をつむる，耳をふさぐなどの行動が時々観察される場合はこれに当たる．

　例3：検査中に寝るふりをして拒否を示すことが数回みられる．

【過度・行動として顕在化】：通常期待されるより高い頻度で，子どもからの拒否・否定的な感情表現がみられる．また，不適切な行動での拒否・否定的な感情表現がみられることが頻繁にある．拒否・否定的な感情表現に起因していると思われる，離席をする，わざと違うことをする，目をつむる，耳をふさぐなどの行動が頻繁に観察される場合はこれに当たる．

　例4：自由場面で，遊びに飽きると玩具を投げることが複数回みられる．

関連する他の項目：

　項目4．　課題，指示などへの反応

　項目8．　要求

　項目17．ネガティブな表情

項目１０．報告

子どもからの報告行動がどのようにみられるか，その行動の程度と質について観察する．

内容：

本項目が念頭に置いているのは，子どもからの自発的な報告の頻度とその強さ及びその内容的な広がりである．

報告行動がみられない，内容が限定的であるような過小・潜在的な行動を示す子どももいる一方で，過剰に報告する，話が終わらないなどの過剰・顕在化の行動を示す子どももいる．

対象：

全ての子どもを対象とする．

手続き及び留意点：

子どもからの報告行動が生起しやすい自由場面（10分以上が望ましい）を設定する．また検査中も，子どもからの自発的な報告行動が出やすいリラックスした，ゆったりとした関わりをするよう留意する．

観察上のポイント：

検査中のコミュニケーション，検査前後の自由場面を観察する．事物の呈示行為や指さしによる現前事象に関するノンバーバルな報告行動から，音声言語による過去の経験事象の報告までを観察の対象とする．また，その頻度や内容の偏りについても観察する．魚や車など子どもの好む特定の事柄についてのみ繰り返し，報告する場合は通常と異なる所見とする．

評価基準の具体例：

【通常期待される反応】：子どもからの報告が，通常期待される頻度でみられる．10分程度の自由時間において異なる内容の自発的な報告が複数回観察されるような場合は，これに当たる．自由場面において複数回の報告がみられなくても，検査時間を通して異なる内容の自発的な報告が複数回みられるような場合もこれに当たる．

【ない・極めて乏しい】：子どもからの報告がみられない，あるいは極めて乏しい．報告

を行うような機会が十分にあるにも関わらず，報告がほとんどみられないような場合は，この評価基準とする．

　　例１：子どもの好きな玩具や活動で遊ぶ時間が十分にあるにも関わらず，報告行動がなく，自分だけの遊びに没頭している

【弱い・一貫性に欠ける】：子どもからの報告の頻度が少ない，一貫性に欠ける，自発的な報告があっても反応が弱い，保護者あるいは観察者からの問いかけが必要である場合などがこれに当たる．内容が特定のことを述べている場合も，これに当たる．

　　例２：動作性課題達成時に「できた」と報告するが，報告がそのパターンに限られている．

　　例３：検査中は，描いた絵を同席している母親に見せるなどの行動を示すが，自由場面では全く報告行動がなく，遊びに熱中している．

【やや過度・行動としてやや顕在化】：通常期待されるよりもやや高い頻度で，子どもからの報告がみられる．また，相手の反応に関心を示さない一方的な報告が時々みられる．

　　例４：子どもが遊んでいるミニカーを観察者に見せに来るのに対し，観察者が「これかっこいいね」とコメントしているにも関わらず，それに対しての反応がない，あるいは弱く，次の反応に移ってしまうことが時々みられる．

【過度・行動として顕在化】：通常期待されるよりも高い頻度で，子どもからの報告がみられる．報告はみられるが，相手の反応に関心を示さない一方的な報告が頻繁にみられる．

　　例５：事物名称の発信時に，求められていないのに，繰り返しコメントをする．例えば，飛行機について「ひこうき」と言った後に，「これ飛ぶんだよね」，犬について，「いぬ」と言った後に「これこわい」などのコメントがその都度繰り返される．

　　例６：質問－応答関係検査の子どもの話が完了せずに，延々と続く．観察者が合いの手を入れているにも関わらず，話が終わらないことが度々ある．

関連する他の項目：

　　　項目１１．相互交渉，話題の維持

　　　項目２９．話題・興味・視点の偏り

　　　項目１５．社会的な距離感

　　　項目３０．冗長な，まとまりのない，細部にわたる表現

A-3：継続性
項目11．相互交渉，話題の維持

子どもと観察者との間での非言語的な相互交渉を継続する，あるいは話題を維持する行動がどのようにみられるか，その行動の程度と質について観察する．

内容：

本項目は，非言語的な相互交渉，話題の維持，あるいは継続性についての項目である．前言語期の「いないいないばあ」のような対人的な，非言語的なやりとりも含め，相互交渉がどのように継続するか，について観察を行う．会話レベルの子どもの場合は，子どもが一定の話題をどのように維持し，継続するかに焦点を当てる．通常行われる会話は，一定の話題について，会話当事者間で一定に保持され，展開する．

特異な興味・視点の偏りや狭さから，相互交渉，話題がすぐに終わるような過小・潜在的な行動を示す子どもがいる．一方で，逸脱する，特定の事柄・話題に固執し，同じ相互交渉，話題が過度に持続するような過剰・顕在化の行動を示す子どももいる．

対象：

全ての子どもを対象とする．

手続き及び留意点：

定型発達においても言語発達途上において，話題が自己経験，連想的に変わっていく段階がある．この自己経験・連想の段階にみられる行動と本項目が対象としている行動を区別する必要がある．

観察上のポイント：

項目1と2における遊びの場面の相互交渉，質問－応答関係検査やその他の会話（絵カードを用いた現前事態のやりとりを含む）の時の話題の維持・継続性を観察する．どれだけ相互交渉や会話が継続したかというサンプルを得ると同時に，通常と異なるような所見がないかについても観察する．

評価基準の具体例：

【通常期待される反応】：適度に相互交渉，話題が維持され，継続する．検査場面では，必ずしも継続的な相互交渉や会話を観察できない場合があり，通常と異なるような所見が

なければ，通常期待される反応として捉える．

【ない・極めて乏しい】：相互交渉，話題が維持されず，すぐに終わることが多い．

【弱い・一貫性に欠ける】：相互交渉，話題が維持されず，すぐに終わることが時々ある．

　例1：項目2で遊びへの誘いかけをしていても，次の行動を期待せず，相互交渉がすぐに終わってしまう．

【やや過度・行動としてやや顕在化】：話題が逸脱する傾向にある，同じ相互交渉，話題を長く続けることが時々ある．

　例2：観察者／「犬と猫どっちが好き？」，子ども／「ねこ」，観察者／「ねこ好きなんだ」，子ども／「とうさんのめがね」のように明らかに異なる話題に逸脱することが一度みられた．

　例3：質問－応答関係検査の天気に関する質問で，その前の項目である食事の話題を保続する（天気は？→「なっとう」）．

【過度・行動として顕在化】：話題が逸脱することが多い，同じ相互交渉，話題を長く続けることが多い．

関連する他の項目：
　項目１．　身体的・直接的な遊びへの誘いかけに対する反応
　項目２．　材料を用いた遊びへの誘いかけに対する反応
　項目２９．話題・興味・視点の偏り：同じ相互交渉，話題を過度に続ける場合
　項目３０．冗長な，まとまりのない，細部にわたる表現

項目１２．「わからない」

質問や課題が「わからない」状況において，子どもが「わからない」という意図をどのように示すか，その行動の程度と質について観察する．

内容：

通常の会話でも，相手の言うことがすぐには理解できない状況は頻繁に起こる．このような場合に，子どもがその状況を修正しようと「わからない」，「もう一度言って」，「〜ってどういうこと？」などの修正方略を用いるか，について本項目は焦点を当てている．

わからない時に黙る，動きが止まるような過小・潜在的な行動を示す子どもがいる一方で，わからないのにそのままにして答える，エコラリアになるなどの過剰・顕在化の行動を示す子どももいる．

課題全体が困難であるような場合は，「項目４．課題，指示などへの反応」で評価する．ここでは，言われていることがわからないという特定の状況における子どもの反応に着目する．

対象：

3語連鎖（＜S－S法＞段階4-2）以上の言語理解（ほぼ2歳半レベル相当）を示すケース．

手続き及び留意点：

質問－応答関係検査，受信課題，特にPVT-Rなどの実施時が，本項目の行動観察に適している．修正方略を用いない場合は，絵シンボルなどを用いて，「わからない」の修正方略を用いることができるかについても観察する．

観察上のポイント：

首を傾げるなどの身ぶりを用いたかも観察する．

評価基準の具体例：

【通常期待される反応】：適度に，修正方略を用いる．

【ない・極めて乏しい】：黙る，無反応になることが多い．

【弱い・一貫性に欠ける】：黙る，無反応になる傾向にある．絵シンボルなどによる視覚的手がかりを呈示すれば，修正方略を用いる場合もこの評価基準に含める．

【やや過度・行動としてやや顕在化】：修正方略を用いる必要がない場面でも過度に修正方略を用いることが時々ある．わからないのに答えることがやや目立つ．逸脱などの行動になることがある．エコラリアになることがある．

　例1：質問がわからないと独語になる，商品名を言うことが時々ある．

　例2：何気なく聞いたことも「え？」と言う．

　例3：わからない時に，机に突っ伏すことがある．

【過度・行動として顕在化】：修正方略を用いる必要がない場面でも過度に修正方略を用いることが多い．わからないのに答えることが目立つ．逸脱などの行動になることが多い．エコラリアになることが多い．

関連する他の項目：

　項目20．身ぶり動作の乏しさ，不自然さ：首を傾げるなどの身ぶり動作がみられる場合

　項目25．エコラリア（即時・遅延），反響動作

B：他者への注目・距離・表情変化

項目１３．視線

　子どもが，観察者あるいは保護者との相互交渉中に，視線をどのように用いるか，その行動の程度と質について観察する．

内容：

　言語発達検査場面，自由場面を通しての，子どもの相互交渉中の視線の用い方についての項目である．

　視線が合わない，一貫しないなどの過小・潜在的な行動を示す子どもがいる一方で，過度に相手をみつめるような過剰・顕在化の行動を示す子どももいる．

対象：

　全ての子どもを対象とする．

観察上のポイント：

　全ての場面で常に視線を相手に合わせている必要はない．適度，適時に合っているか，について注目する．

　受信課題時，発信時，要求時，物の受け渡し時，自由場面など複数の文脈で子どもを観察する．また，観察者の物の呈示位置，声かけのタイミングなどの働きかけによって，視線の合わせ方が変化するかについても観察する．特に，＜Ｓ－Ｓ法＞の事物名称の受信時に観察しやすいため，観察機会として逃さないようにする．

受信課題時の記録の仕方について：

　受信課題時は，比較的視線の合わせ方を，構造的に観察することができる場面である．2章の実施順序でも述べたが，ここではより具体的に，記入例について説明する（図2-25）．

　＋（プラス）や－（マイナス）などの言語発達の検査としての正誤反応とは別に，矢印によって子どもの視線の動きを記録する．矢印の棒が上にあるときは視線が合っていることを，下にある時は視線が合っていないことを示す．

評価基準の具体例：

【通常期待される反応】：適度，適時に視線を用いる．観察者が少し待つなどの自然な工夫をすることによって，子どもが視線を向けるような場合は，この評価基準とする．

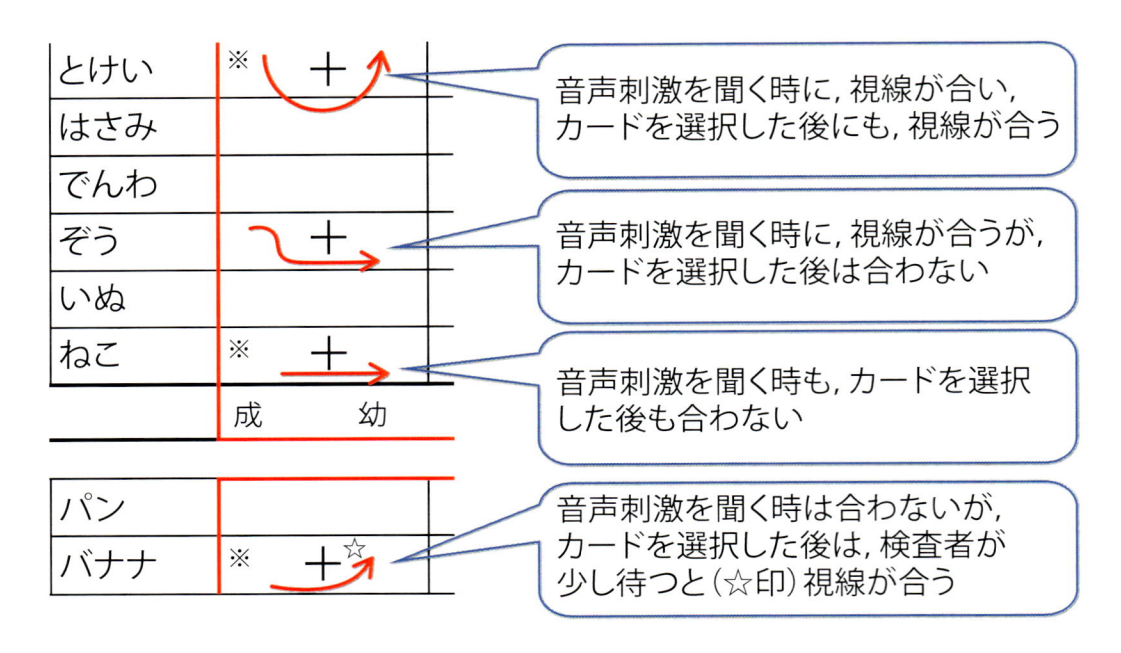

とけい	※	＋ ⤴	→ 音声刺激を聞く時に，視線が合い，カードを選択した後にも，視線が合う
はさみ		
でんわ		
ぞう		＋ ⤵	→ 音声刺激を聞く時に，視線が合うが，カードを選択した後は合わない
いぬ		
ねこ	※	＋ →	→ 音声刺激を聞く時も，カードを選択した後も合わない
	成	幼

パン		
バナナ	※	＋☆ ⤴	→ 音声刺激を聞く時は合わないが，カードを選択した後は，検査者が少し待つと（☆印）視線が合う

図 2-25　視線の記録例

【ない・極めて乏しい】：受信課題時，発信時，要求時，物の受け渡し時，自由場面など複数の文脈で，相手に視線を合わせることがない，あるいは合わせないことが多い．

【弱い・一貫性に欠ける】：受信課題時，発信時，物の受け渡し時，自由場面など複数の文脈において，視線を用いるべき場面で視線を合わせないことが時々ある，あるいは場面により合わないことがある．観察者が関わりを明確に工夫することによって視線の合い方が異なる場合もここに含める．

　例１：机上の課題時にはよく観察者に注目するが，自由場面ではほとんど注目しない場合は，「弱い・一貫性に欠ける」とした．

【やや過度・行動としてやや顕在化】：視線を合わせるが，過度に相手を見つめる，視線を送ることが時々ある．

　例２：観察者の顔をじっとみつめることが時々あり，ほくろをゆびさして「これなに？」ときく．

【過度・行動として顕在化】：視線を合わせるが，過度に相手を見つめる，視線を送ることが頻繁にある．

関連する他の項目：
　項目１５．社会的な距離感（例２のような場合）

項目１４．体の向き，物理的な距離

子どもが，観察者あるいは保護者に対して，体を向け，物理的な距離をとる行動をどのように示すか，その行動の程度と質について観察する

内容：

他者との相互交渉時の子どもの体の向きと，他者との距離についての項目である．子どもの体の向きが観察者の方に向いているか，どれくらい距離をとっているかを観察する．

他者へ志向した姿勢をとることが難しく，他者と離れているような過小・潜在的な行動を示す子どもがいる一方で，他者へ志向するものの距離が近すぎるような過剰・顕在化の行動を示す子どもがいる．

本項目は物理的な距離について着目しており，次項目で焦点を当てている社会的な距離感とは区別する．

対象：

全ての子どもを対象とする．

観察上のポイント：

検査中の子どものとる姿勢，体の向き，あるいは自由場面での保護者や観察者との相互交渉時の体の向き，距離などについて観察する．

評価基準の具体例：

【通常期待される反応】：適度，適切に相手に志向した姿勢や距離をとる．

【ない・極めて乏しい】：受信や発信の課題時，物の受け渡し時，自由場面など複数の文脈で，体を相手に向けた姿勢や近接した距離をとらない，あるいはほとんどない，相手に近づかない場合はこの項目に含まれる．

【弱い・一貫性に欠ける】：受信や発信の課題時，物の受け渡し時，自由場面など複数の文脈で，体を相手に向けた姿勢や近接した距離をとらないことが時々ある．

例１：検査中に，横を向き，観察者に対し斜に構えていることが時々みられる．

【やや過度・行動としてやや顕在化】：体を相手に向けた姿勢をとるがやや過度である，あるいは距離が近すぎることが時々ある．

例２：検査中に，観察者に顔を近づけてくることが時々ある．

【過度・行動として顕在化】：体を相手に向けた姿勢をとるが過度である，あるいは距離が近すぎる．

例３：面接中に，この日初対面である観察者の膝の上に座る（同時に，項目１５の社会的な距離感の過度・顕在化の評価基準の所見としても記録した）．

関連する他の項目：

項目１５．社会的な距離感（例３のような場合）

項目１５．社会的な距離感

子どもが，観察者あるいは保護者に対する社会的な距離感を反映した行動をどのように示すか，その行動の程度と質を観察する．

内容：

本項目では，検査という社会的な文脈の中で，子どもが観察者あるいは保護者との間にどのような社会的な距離を感じさせる行動を示すか，について注目する．

他者との関係が深まらないような過小・潜在的な行動を示す子どもがいれば，初対面の人に話しかけるような過剰・顕在化の行動を示す子どももいる．

対象：

全ての子どもを対象とする．

観察上のポイント：

初対面の観察者に対しては，少なくとも冒頭の場面では適度な緊張や照れが生じるのはむしろ当然のことである．検査場面を共有する中で一定の信頼関係が形成され，徐々に社会的な距離が近くなっていくのが通常のパターンである．

緊張するべき時に適度な緊張がみられるか，検査を通して徐々に社会的な距離が近くなるか，などを観察する．検査後の別れのあいさつの時の反応が検査前と異なり，関係が近くなっているかなども観察すると良い．

評価基準の具体例：

【通常期待される反応】：適度な社会的な距離を示す．

【ない・極めて乏しい】：観察者との出会いから別れに至るまで，観察者との社会的な距離が近くならない，あるいはほとんど近くならない．相手への意識がない場合も含む．

【弱い・一貫性に欠ける】：観察者との出会いから別れに至るまで，観察者との社会的な距離がやや遠い

　例１：検査直後のあいさつでは，繰り返し振り返り手を振りながら観察者と別れる．しかし，その後間を置いて廊下で再会すると，まったく反応がない．

【やや過度・行動としてやや顕在化】社会的な距離がやや近すぎる．

　例２：質問－応答関係検査の途中で，観察者に「何食べたの？」と聞き返すことが一度ある．

例3：観察者に初めて会った時に，唐突に自分からあいさつをする．

例4：検査中に観察者に対し，「お前」などの言葉遣いをすることが時々ある．

【過度・行動として顕在化】：社会的な距離が近すぎる．

例5：検査中に，観察者の住所や子どもの人数などを聞いてくることが何回かみられる．

関連する他の項目：

　項目５．　あいさつに対する反応

　項目１４．体の向き，物理的な距離

項目１６．ポジティブな表情

子どもが，笑いや微笑などのポジティブな表情をどのように用いるか，その表情の程度と質について観察する．

内容：

検査や自由場面を通して，子どもが笑いや微笑などのポジティブな表情を適切に用いるか，その程度，文脈的な適切さについて観察する項目である．

対象：

全ての子どもを対象とする．

観察上のポイント：

冒頭場面での緊張している場面ではなく，ある程度リラックスした時点の子どもの表情も観察をする．

特に遊びへの誘いかけに対する応答や自由場面での表情に注目する．また，表情変化があった場合，その程度や文脈との関連についても観察を行う．

評価基準の具体例：

【通常期待される反応】：適度，適切にポジティブな表情を用いる．

【ない・極めて乏しい】：検査，行動観察全体のプロセスを通して，笑いや微笑などのポジティブな表情を用いない，あるいはほとんど用いない．

【弱い・一貫性に欠ける】：検査，行動観察全体のプロセスを通して，笑いや微笑などのポジティブな表情がやや乏しい．

【やや過度・行動としてやや顕在化】：笑いや微笑などのポジティブな表情を用いるがやや過度である，あるいは過度であることが時々ある．また，文脈的にやや不適切である，あるいは不適切であることが時々ある．

例１：笑顔を意図的に作って，笑いかける様子が時々みられる．

【過度・行動として顕在化】：笑いや微笑などのポジティブな表情を用いるが過度である，あるいは過度であることが多い．また，文脈的に不適切である，あるいは不適切であることが多い．

例２：常に笑いや微笑を示す

例３：空笑，独りで笑うことがたびたびみられる．

関連する他の項目：
　項目１．身体的・直接的な遊びへの誘いかけに対する反応
　項目２．材料を用いた遊びへの誘いかけに対する反応

項目１７．ネガティブな表情

子どもが嫌がる，不安，困惑，あるいは怒りなどのネガティブな表情をどのように用いるか，その表情の程度と質について観察する．

内容：

検査や自由場面を通して，嫌がる，不安，困惑，あるいは怒りなどのネガティブな表情を子どもが用いるか，その程度，文脈的な適切さについての観察項目である．

対象：

全ての子どもを対象とする．

観察上のポイント：

課題に対し，子どもが疲れた時や拒否の意思を表明する時などの表情を観察する．

評価基準の具体例：

【通常期待される反応】：適度，適切にネガティブな表情を用いる．

【ない・極めて乏しい】：検査，行動観察全体のプロセスを通して，嫌がる，不安，困惑，あるいは怒りなどのネガティブな表情を用いない，あるいはほとんど用いない．

【弱い・一貫性に欠ける】：検査，行動観察全体のプロセスを通して，嫌がる，不安，困惑，あるいは怒りなどのネガティブな表情がやや乏しい．

【やや過度・行動としてやや顕在化】：嫌がる，不安，困惑，あるいは怒りなどのネガティブな表情を用いるがやや過度である，あるいは過度であることが時々ある．また，文脈的にやや不適切である，あるいは不適切であることが時々ある．

【過度・行動として顕在化】：嫌がる，不安，困惑，あるいは怒りなどのネガティブな表情を用いるが過度である，あるいは過度であることが多い．また，文脈的に不適切である，あるいは不適切であることが多い．

関連する他の項目：

項目9. 拒否・否定的な感情表現

項目１８．複雑，微妙な表情

子どもが，はにかみ，照れ，親しみなどの複雑な表情をどのように用いるか，その表情の程度と質について観察する．

内容：
検査や自由場面を通して，はにかみ，照れ，親しみなどの複雑な表情を子どもが用いるか，その程度，文脈的な適切さについて観察する項目である．

対象：
全ての子どもを対象とする．

手続き及び留意点：
遊びへの誘いかけに対する反応（項目１，２）や子どもからの報告時など，すべての場面が行動観察の対象となる．また，観察者からの笑いを誘うような声かけ，例えば子どもの着ている服装について，「かっこいいね」，「かわいいね」などと観察者がコメントすることで，本項目が想定しているようなはにかみ，照れ，親しみなどの複雑な表情が誘発されることがある．但しこの場合，子どもの言語発達年齢を加味して実施する必要がある．

観察上のポイント：
検査冒頭の緊張している時の表情や観察者に慣れて，リラックスしてきた時の表情などが観察上のポイントである．子どもらしい何とも言えないような表情なども含まれる．

評価基準の具体例：
【通常期待される反応】：適度，適切にはにかみ，照れ，親しみなどの複雑な表情を用いる．
【ない・極めて乏しい】：検査，行動観察全体のプロセスを通して，はにかみ，照れ，親しみなどの複雑な表情を用いない，あるいはほとんど用いない．
【弱い・一貫性に欠ける】：検査，行動観察全体のプロセスを通して，はにかみ，照れ，親しみなどの複雑な表情がやや乏しい．
【やや過度・行動としてやや顕在化】：はにかみ，照れ，親しみなどの複雑な表情を用いるがやや過度である，あるいは過度であることが時々ある．また，文脈的にやや不適切

である，あるいは不適切であることが時々ある．

【過度・行動として顕在化】：はにかみ，照れ，親しみなどの複雑な表情を用いるが過度である，あるいは過度であることが多い．また，文脈的に不適切である，あるいは不適切であることが多い．

関連する他の項目：
　項目1．身体的・直接的な遊びへの誘いかけに対する反応
　項目2．材料を用いた遊びへの誘いかけに対する反応

項目１９．全体の表情変化

子どもが示す全体としての表情変化の程度と質について観察する．

内容：

検査や自由場面全体を通しての表情変化の全体の程度，レパートリー，文脈的な適切さについての観察項目である．特定の表情は用いるが，他の表情はあまり用いない場合，全体としての感情の起伏に伴う表情変化の印象などを観察することが主な目的である．

対象：

全ての子どもを対象とする．

観察上のポイント：

検査中や自由場面での様子を観察する．

評価基準の具体例：

【通常期待される反応】：適度，適切に表情変化がみられる．
【ない・極めて乏しい】：検査，行動観察全体のプロセスを通して，表情変化がない，あるいはほとんどない．
【弱い・一貫性に欠ける】：検査，行動観察全体のプロセスを通して，表情変化がやや弱い，あるいは一貫性に欠ける．
【やや過度・行動としてやや顕在化】：表情変化があるが，やや過度である，あるいは過度であることが時々ある．また，文脈的にやや不適切である，あるいは不適切であることが時々ある．
【過度・行動として顕在化】：表情変化があるが，過度である，あるいは過度であることが多い．また，文脈的に不適切である，あるいは不適切であることが多い．

関連する他の項目：

　項目１６．ポジティブな表情

　項目１７．ネガティブな表情

　項目１８．複雑，微妙な表情

C：特徴的なコミュニケーション行動

　以下の項目は，特徴的なコミュニケーション行動に関するものである．特徴的なコミュニケーション行動は，子どもの特徴的な認知，学習スタイルが顕在化したものと捉え，行動の評価基準としては目立たない，やや目立つ，目立つの3つの評価基準を想定している．

項目２０．身ぶり動作の乏しさ，不自然さ

　子どもが，うなずきや首ふり，指さし，あるいは首を傾げるなどの身ぶり動作の乏しさ，その他不自然な身ぶり動作を示すか，について観察する．

内容：

　うなずきや首ふり，指さし，あるいは首を傾げるなどの身ぶり動作，その他，相手の手を引っ張って要求するなどの不自然な身ぶり動作の有無とその程度をみる．

　この場合の身ぶり動作とは，事物を表す身ぶりではなく，うなずきや首ふり，指さし，あるいは首を傾げるなどの動作を主にさす．動作の乏しさとは，頻度だけでなく，指さしが曖昧であるなどの状態も含める．また，相手の手を引っ張って要求するなどの，定型発達においてはあまりみられない身ぶり（ハンドリングあるいはクレーンと言われる）がある場合は，不自然な身ぶり動作に含める．

対象：

　全ての子どもを対象とする．

観察上のポイント：

　うなずきについては，項目3の他者からの声かけに対する非言語的な返事でのうなずきについての評価と重複する．

評価基準の具体例：

【目立たない】：身ぶり動作の乏しさ，不自然さが目立たない．
【やや目立つ】：身ぶり動作の乏しさ，不自然さが時々みられる．使用頻度が少ない，身ぶり動作があいまいである，あるいはタイミングがずれるような場合もこの評価基準とする．
【目立つ】：身ぶり動作の乏しさ，不自然さが目立つ．明らかに通常と異なるとみられる

行動が観察される場合，また一つ一つは明らかに通常と異なる行動ではないが，複数種類観察される場合はこの評価基準とする．

関連する他の項目：
　項目３．　　うなずきを伴う返事
　項目８．　　要求
　項目９．　　拒否・否定的な感情表現：首ふりなど
　項目１０．報告：指さしなど
　項目１２．「わからない」：首を傾げるなど

項目２１．不自然なプロソディ（速度，抑揚），声量，高さ

子どもが，通常と異なる不自然な抑揚，声量，声の高さ，発話速度を示すか，について観察する．

内容：

通常と異なる印象を与える不自然な抑揚，声量，声の高さ，発話速度などを対象とする．

対象：

全ての子どもを対象とする．有意味語がなくとも，エコラリアや独語，発声も観察の対象とする．

観察上のポイント：

検査中だけでなく，検査後の自由場面での発話を観察する．

評価基準の具体例：
【目立たない】：不自然な抑揚，声量，声の高さ，発話速度が目立たない．
【やや目立つ】：不自然な抑揚，声量，声の高さ，発話速度が時々みられる．
【目立つ】：不自然な抑揚，声量，声の高さ，発話速度が目立つ．明らかに通常と異なるとみられる行動が観察される場合，また一つ一つは明らかに通常と異なる行動ではないが複数種類観察される場合はこの評価基準とする．

関連する他の項目：

特になし

項目２２．特定の音韻パターンへの強い反応

子どもが，通常と異なる特定の音韻パターンへの強い反応を示すか，について観察する．

内容：

言葉の持つその意味よりも言葉の特定の音韻パターン，言い回しに強い興味を示す反応を対象とする．擬態語に反応したり，類似した音韻パターンの他の語として誤って解釈するような反応（例：検査中に手をそろえるように「手」と観察者に言われ，「ペ」と言われたと思いつばを机上に吐く）などが挙げられる．

対象：

全ての子どもを対象とする．

観察上のポイント：

質問－応答関係検査やPVT－Rなどの検査の途中での反応を観察する．

評価基準の具体例：

【目立たない】：特定の音韻パターンへの強い反応が目立たない．

【やや目立つ】：特定の音韻パターンへの強い反応がやや目立つ（単一のエピソード）．

　例１：言語の理解が難しいレベルにあるに関わらず，犬の絵カードで遊びに誘っていると，犬の「ハーハー」という息づかいで応じる．

　例２：名称の「時計」の受信課題で，観察者が[toke:]と言うと「『とけい』[tokei]」だよ」と，厳密な音について指摘する．

【目立つ】：特定の音韻パターンへの強い反応が目立つ．明らかに通常と異なるとみられる行動が観察される場合，また一つ一つは明らかに通常と異なる行動ではないが複数種類観察される場合はこの評価基準とする．

　例３：観察者が言う言葉（「ピンポンピンポン」など）の音の面に興味をもち，興奮したり，大笑いするなど通常よりも過度に反応する．

　例４：車の絵カードを見ると，クラクションの音を出したり，自由場面でのミニカー遊びの際に，工事車両を動かしながら「ウイーン」などのリアルな効果音を出して遊ぶ．

関連する他の項目：

　　項目２９．話題・興味・視点の偏り

項目２３．独語

子どもが，通常と異なる独語と思われる行動を示すか，について観察する．

内容：

場面に合わず，他者とのコミュニケーションのために発せられたのではない，通常と異なると考えられる独語についての項目である．

対象：

全ての子どもを対象とする．

観察上のポイント：

検査中だけでなく，検査後の自由場面での遊びにおける発話を観察する．

評価基準の具体例：

【目立たない】：独語が目立たない．自由場面で，独りで遊んでいる時に，独語があったとしても，それが通常のごっこ遊びの範囲と考えられる場合は，この評価基準とする．特に遊び中での発話であっても，その発話が明らかに他者への伝達を意図したものである場合は，独語とは考えない．

【やや目立つ】：独語がやや目立つ．遊びの中での発話であっても，それが繰り返し観察される場合は，この評価基準とする．

【目立つ】：通常と異なる独語が明らかにみられる場合は，この評価基準とする．明らかに通常と異なるとみられる発話が観察される場合，また一つ一つは明らかに通常と異なる発話ではないが複数種類観察される場合はこの評価基準とする．

関連する他の項目：

項目２５．エコラリア（即時・遅延），反響動作：遅延性エコラリアの場合

項目２４．意図特定困難な発話，身ぶり

子どもが，意図特定困難な発話，身ぶりなどのコミュニケーション行動を示すか，について観察する．

内容：

明らかに伝達意図（相手に伝えようとする意図）は見受けられるが，その意図が何かを特定できないような発話，身ぶりなどのコミュニケーション行動を対象とする．

通常，子どものコミュニケーション行動は，その行動やその前後の文脈から，周囲の人が，要求，拒否，報告，注意喚起などのコミュニケーション機能，意図として推測可能である．しかし中には，本項目のように子どものコミュニケーション意図を特定することが困難な行動も存在する．それは，子どものコミュニケーション行動自体が未分化である場合，あるいは意図を特定するための文脈や子どもの行動に関する情報が不足している場合などがその理由として考えられる．

伝達意図がないと思われる発話は独語（項目２６）になる．また，首を振る，物に見入るなど伝達意図がないと思われる行動は，常同行動となる．発話不明瞭で，その意味内容を特定できない場合であっても，その意図がある程度特定できるような場合（「何かが欲しいのだろう」，あるいは「何かを報告したい」など）は，特徴的な対人コミュニケーション上の問題とは捉えずに，言語（主に発信，構音，音形）の問題となる．

対象：

全ての子どもを対象とする．

観察上のポイント：

検査中だけでなく，検査後の自由場面での発信を観察する．

評価基準の具体例：

【目立たない】：意図特定困難な発話，身ぶりなどのコミュニケーション行動が目立たない．

【やや目立つ】：意図特定困難な発話，身ぶりなどのコミュニケーション行動がやや目立つ．

　例１：質問に対し「カ」などの音を発するなど，「わからない」の意図とも，何かを答えようとしているのかの意図とも捉えにくいことが複数回みられる．

【目立つ】：意図特定困難な発話，身ぶりなどのコミュニケーション行動が目立つ．明らかに通常と異なるとみられる行動が観察される場合，また一つ一つは明らかに通常と異

なる行動ではないが複数種類観察される場合はこの評価基準とする．

　例２：検査中に，子どもが教材などの収納してあるキャビネットの方を指さすが，要求とも報告とも，その意図が推測しがたい場合．

　例３：質問に答える時に必ず，右手の人さし指を左手の手のひらに当てる身ぶりを嬉しそうに添える．反復的，かつパターン的な表現であるため，項目２６のパターン的，反復的な言語，身ぶりにも該当する行動とした．

　例４：自由場面で，観察者に近づき「はな」と言って子どもの鼻を指さす．鼻をかみたいわけでもなさそうであり，観察者の鼻についてコメントしたのでもなさそうな行動．

関連する他の項目：
　項目７．注意喚起を中心としたコミュニケーションの開始
　項目８．要求
　項目９．拒否・否定的な感情表現
　項目１０．報告

項目２５．エコラリア（即時・遅延），反響動作

子どもが，エコラリアあるいは反響動作を示すか，について観察する．

内容：

本項目では，通常と異なる他者の発話の模倣的発話を対象とする．エコラリアには，即時性と遅延性のものがある．反響動作も含める．検査上の模倣課題における発話は含めない．遅延性エコラリアは，項目２３の独語，あるいは項目２６のパターン的，反復的な言語の使用と重なる現象であり，鑑別が必要な場合がある．独語はコミュニケーション意図が認め難い場合（例：独りでぶつぶつと話しながら遊んでいる）であり，パターン的，反復的な発話はコミュニケーション意図が明確にみられる場合である．エコラリアは，両者の中間形態と考えられる．また，母親のセリフを反復しているような場合は，遅延性エコラリアであり，かつパターン的，反復的に観察される場合は，項目２６においてもチェックする．

対象：

全ての子どもを対象とする．

観察上のポイント：

即時性のエコラリアは，観察者の発話をそのまま模倣するかなどを観察する．そのまま模倣をしなくても，発話の一部を模倣する場合も含める．また，身ぶりの反響的な模倣も含める．

評価基準の具体例：

【目立たない】：エコラリア，反響動作が目立たない．親の口調を模倣するような発話がみられる場合でも，それが通常みられる子どもの模倣学習や「おませな」発話と考えられる場合は，この評価基準とする．

【やや目立つ】：エコラリア，反響動作が観察されるが頻繁ではない．

【目立つ】：エコラリア，反響動作が目立つ．明らかに通常と異なるとみられる行動が観察される場合，また一つ一つは明らかに通常と異なる行動ではないが複数種類観察される場合はこの評価基準とする．

　　例１：自由時間中に，好きなDVDのストーリーの中のワンシーンにおける行動（例：椅子に乗って人を呼ぶ身ぶり）を繰り返し行う．

関連する他の項目：
    項目 23. 独語

    項目 26. パターン的，反復的な言語，身ぶり

    項目 31. 指示理解，状況理解の弱さや狭さ，独特さ

項目２６．パターン的，反復的な言語，身ぶり

子どもが，パターン的，反復的な発話あるいは身ぶりを用いるか，について観察する．

内容：

本項目で想定しているのは，パターン的（形式的）な表現あるいは同じ表現を何度も用いる反復的な発話，身ぶりである．パターン的な表現とは，テレビのキャラクターのしゃべり方をそのまま用いたり，セリフをしゃべる場合である．但し，テレビなどで流行の言葉などについては，その使用頻度や検査場面という社会的な場面を考慮した上で，違和感を覚える，あるいは不適切と感じる場合に，本項目に含めて考える．同じ対象，内容，話題について述べる場合は，項目２９の話題・興味・視点の偏りとして評価するが，その表現形式がパターン的である，あるいは反復的な場合は，この項目でも評価をする．遅延性のエコラリア（項目２５）とパターン的な表現との区別が難しい．恐らく，症候のメカニズムとして両者は連続的であると思われる．前者は，反響するようにそのまま用いており，後者は子どもなりにその表現を取り入れた上で，他の部分を形式的に取り入れている点で違和感を覚えさせる表現と言える．また，形式的な表現が大人びた表現，あるいは難解な表現である場合は，項目２７の大人びた表現，難解な語の使用で評価を行う．表現形式が，音韻に強い興味を示す場合は，項目２２の特定の音韻パターンへの強い反応で評価をする．

対象：

全ての子どもを対象とする．

観察上のポイント：

検査中だけでなく，検査後の自由場面での発信を観察する．

評価基準の具体例：

【目立たない】：パターン的，反復的な言語使用が目立たない．
　例１：「えーと」などの口癖のような発話が観察されるが，その頻度や用い方において不自然とは感じられない．

【やや目立つ】：パターン的，反復的と考えられる言語使用がやや目立つ場合．
　例２：検査中に「もしかして」など同じ発話を反復するような場合は，本項目における所見とした．

【目立つ】：パターン的，反復的と考えられる言語使用が目立つ場合，明らかに通常と異なるとみられる行動が観察される場合，また一つ一つは明らかに通常と異なる行動ではないが複数種類観察される場合はこの評価基準とする．

　例3：カードの受け渡し毎に，「どうぞ」「ありがとう」などの発話がみられる．

関連する他の項目：
　　項目25．エコラリア（即時・遅延），反響動作
　　項目27．大人びた表現，難解な語の使用
　　項目29．話題・興味・視点の偏り

項目２７．大人びた表現，難解な語の使用

子どもが，発達年齢にそぐわない大人びた表現，発達年齢にそぐわない難解な語の使用を示すか，について観察する．

内容：

本項目では，発達年齢に不相応な大人びた発話を対象としている．「つまり」などの学者のような話し方や，熟語のような難解な語の使用，極度にていねいな発話も含まれる．

対象：

音声言語の産生が可能なケース．

観察上のポイント：

検査中だけでなく，検査後の自由場面での発話を観察する．

評価基準の具体例：

【目立たない】：年齢に不相応な大人びた発話，難解な語の使用が目立たない．

【やや目立つ】：年齢に不相応な大人びた発話，難解な語の使用が時々みられる．

例１：検査開始時のあいさつに「遅くなりました」とあいさつする．

例２：検査開始時に，観察者が「よろしくおねがいします」と言ったのに対し，「こちらこそ」などと返す．

【目立つ】：年齢に不相応な大人びた発話，難解な語の使用が目立つ．明らかに通常と異なるとみられる行動が観察される場合，また一つ一つは明らかに通常と異なる行動ではないが複数種類観察される場合はこの評価基準とする．

例３：車の絵カードで遊んでいると「破壊した」と述べたり，PVT－Rの「鳴く」の問題呈示に対して「すずめのなみだ」と言う．

例４：＜Ｓ－Ｓ法＞の動詞文の語連鎖絵カードの男の子の動作主について「だんせい（男性）」と答える．

関連する他の項目：

項目２５．エコラリア（即時・遅延），反響動作

項目２６．パターン的，反復的な言語，身ぶり

項目２８．新作言語・独特な表現

子どもが，新作言語や身ぶり，あるいはその成り立ちが独自な発話，身ぶり表現を用いるか，について観察する．

内容：

本項目では，通常とは異なる，子ども独自の経験や学習による語彙の使用を対象とする．

本項目では，音声言語のみならず，身ぶりの使用も含める．たまたま車を見た時に，母親が喉を触っていたので，喉を触る身ぶりで車を表すような場合がそれに当たる．それらの表現形式が，一般の学習途上の過剰汎化などでは説明のできないものである場合，この項目の対象とする．隠喩的な表現も本項目に含める．

対象：

全ての子どもを対象とする．

観察上のポイント：

保護者からの聞き取りを通して，子どもがどのようにその表現を学習したかについて把握する．

評価基準の具体例：

【目立たない】：新作言語・独特な表現が目立たない．

【やや目立つ】：新作言語・独特な表現が時々みられる．

例１：家族名を独自のニックネームで呼ぶ．保護者からの聞き取りで，習慣上，家族がそのような習慣・方針を持っているのではない場合．

【目立つ】：新作言語・独特な表現が目立つ．明らかに通常と異なるとみられる行動が観察される場合，また一つ一つは明らかに通常と異なる行動ではないが複数種類観察される場合はこの評価基準とする．

例２：喉をさわる身ぶりで車を表現する．保護者によると，たまたま車を見た時に，母親が喉を触っていたので，喉を触る身ぶりで車を表すようになったと言う．

例３：公園のことを，何かをつける身ぶりと「チ」（フライドポテトをケチャップにつける音）という音で表す．保護者によると，たまたまファストフード店に行った時に，その隣に公園があり，それ以来フライドポテトにケチャップをつける

　　　　　身ぶりや音で表現するようになったと言う．
　例 4：飛行機を身ぶりで表すのに，耳を抑える．保護者によると，以前飛行機に乗った時に，耳が痛くなったことから用いるようになった．

関連する他の項目：
　項目 25．エコラリア（即時・遅延），反響動作

項目２９．話題・興味・視点の偏り

子どもが通常と異なる話題，興味，視点の偏りを示すか，について観察する．

内容：

本項目は，子どもが言及あるいは注目する内容，対象が通常と異なる場合を観察の対象とする．未発話の子どもが，車のタイヤなどの特定のものに興味を持ち，注目する状態も含める．言及する話題だけでなく，その言及する程度も考慮する．単に，動物や星座などの特定の領域が好きというだけでなく，聞かれなくても言及する，話し始めると必要以上に説明するなどの行動もある場合に，この項目の対象とする．また，カードの配列や枚数，その他の検査環境についての細かい部分への注目や言及も含める．

対象：

全ての子どもを対象とする．

観察上のポイント：

検査中だけでなく，検査後の自由場面での行動も観察する．

評価基準の具体例：

【目立たない】：話題・興味・視点の偏りが目立たない．

【やや目立つ】：話題・興味・視点の偏りが時々みられる．

　例１：カードの絵の中にあるバナナの光沢の部分を見て「これ白っぽいんだけどどうしたのかな？」と言う．

　例２：検査中に用いた報酬のスタンプを同じものばかりを押す．

　例３：机についている傷やゴミなどを気にする．

【目立つ】：話題・興味・視点の偏りが目立つ．明らかに通常と異なるとみられる行動が観察される場合，また一つ一つは明らかに通常と異なる行動ではないが複数種類観察される場合はこの評価基準とする．

　例４：自由場面でミニカーで遊びながら，寝転がって車を並べ，車の中を覗き込む．

　例５：質問－応答関係検査での『類概念』課題で「かさご」などの魚名を言う．加えてカードの配列や枚数，絵の細部への注目がみられる．

関連する他の項目：
 項目１０．報告
 項目１１．相互交渉，話題の維持

項目３０．冗長な，まとまりのない，細部にわたる表現

子どもが，冗長な，まとまりのない，細部にわたる発話を示すか，について観察する．

内容：

必要以上に長い発話や身ぶり，あるいは量のわりには内容が乏しくまとまりがない発話や身ぶりについて観察する．本筋とは異なる話の細部に拘泥するなどの場合も含める．

対象：

全ての子どもを対象とする．

観察上のポイント：

特定の話題を延々と話す場合は，項目２９の話題・興味・視点の偏りに含めるとともに，その話題を冗長に話す行動として，本項目に含める．

評価基準の具体例：

【目立たない】：冗長な，まとまりのない，細部にわたる発話が目立たない．

【やや目立つ】：冗長な，まとまりのない，細部にわたる発話が時々みられる．

例１：＜Ｓ－Ｓ法＞の名詞句の発信課題で，「大きいからこれはお母さんがかぶる．小さいのは赤ちゃんがかぶる」と発信する．

例２：質問－応答関係検査の入浴の説明で，「セーターを脱ぐ，シャツを脱ぐ．ズボンを脱ぐ，パンツを脱ぐ，靴下を脱ぐ」など脱ぐものを列挙する．

例３：質問－応答関係検査の日常的質問の「先生は誰？」の質問に対し，園の先生の名前を全部列挙する．

例４：朝食の内容について，「シチュー残して来た．ごはんふたについていた」と細部にわたる説明をする．

【目立つ】：冗長な，まとまりのない，細部にわたる発話が目立つ．明らかに通常と異なるとみられる行動が観察される場合，また一つ一つは明らかに通常と異なる行動ではないが複数種類観察される場合はこの評価基準とする．

関連する他の項目：

項目２９．話題・興味・視点の偏り

項目３１．指示理解，状況理解の弱さや狭さ，独特さ

子どもが，言語レベルでは説明のつかない指示理解，状況理解の弱さ，狭さ，独特さを示すか，について観察する．

内容：

言語評価から得られる言語レベルでは説明のつかないような指示理解や状況理解の困難さを対象とする．言語の理解が難しい場合でも，０歳台後半になると指さしの理解は可能である．こういった非言語的な手がかりの理解の困難さも含める．また，＜Ｓ－Ｓ法＞の事物はめ板を用いると音声言語の受信が成立するが，指さしになると成立しない，カードの手渡しなら選べるが，指さしだと困難な場合などもここに含める．同様に，語連鎖の受信課題が難しくても，はめ板やフィードバック用の絵カードを用いると語連鎖の受信が成立する場合もここに含める．その他，手続きや材料による差がある場合はこの項目の観察対象とする．模倣を促されていることがわからずにうなずく，なども含まれる．また，絵で表された状況を，独特に解釈する場合もここに含める．泣いている動作語の絵カードの赤ちゃんの口を見て「食べてる」「りんご」などと表現する場合もここに含める．統語の絵カードを見て，洗っていることがわからない場合もここに含める．字義通りの理解も本項目に含める．

対象：

全ての子どもを対象とする．

観察上のポイント：

検査中だけでなく，検査後の自由場面での行動も観察する

評価基準の具体例：

【目立たない】：言語レベルでは説明のつかない指示理解，状況理解の困難さや狭さが目立たない．

【やや目立つ】：言語レベルでは説明のつかない指示理解，状況理解の困難さや狭さが時々みられる．本項目に該当するエピソードが一つで一回のみみられる場合は，やや目立つ，とする．

例１：復唱を促しているのにうなずいてしまう．

例２：PVT－Rの検査時に，明らかに答えがわかっているが，一度同じ絵を指して回

　　　　答していたために，他の絵を指さす．
　例3：絵カードの受信課題で，絵カードを観察者に渡すことがわからずに，絵カードの絵の部分をつまむような仕草をして，観察者に渡すような行動をする．
　例4：質問−応答関係検査の「入浴」の説明で，「お風呂に入る，出る」とのみ説明した場合．説明力の乏しさというよりも，「お風呂に入る」という語を字義通り「浴槽に入る」と解釈したと思われる場合．
　例5：質問−応答関係の聴理解で，「えりちゃん」という名前について，「えりちゃんは幼稚園にいないよ」と言う．

【目立つ】：言語レベルでは説明のつかない指示理解，状況理解の困難さや狭さが目立つ．明らかに通常と異なるとみられる行動が観察される場合，また一つ一つは明らかに通常と異なる行動ではないが複数種類観察される場合はこの評価基準とする．
　例6：絵カードの受信課題時に，カードを観察者に渡すことがわからずに，介助で課題事態を教えるとその後は受信課題ができる．
　例7：受信課題で，カードを2枚とって渡す．
　例8：動作性課題の積み木構成課題で，観察者と同じ形を構成するという課題意図が伝わりづらく，その意図がわかればかなり難しい構成もできるような場合．
　例9：動作性課題の描線の縦線，横線の課題で，観察者が示した縦線・横線にそれぞれ横線・縦線を入れ十字にする．観察者が円を示すと，課題を理解する．

関連する他の項目：
　項目2．材料を用いた遊びへの誘いかけに対する反応

第三章　FOSCOM の妥当性・信頼性

I．妥当性の検証

　診断分類別にみた検査得点に関する記述統計（平均・標準偏差）の結果および，検査得点と他の様々な変数（外的基準）の間の相関分析の結果に関する考察を通して，FOSCOM の基準関連妥当性の検証を行う．続いて，検証的因子分析による各三つの下位領域それぞれの一因子性の評価を通して，FOSCOM の因子的妥当性の検証を行う．

1．方法

1.1　対象児および利用場面

　対象児は，発達障害のある幼児（以下，発達障害群）と低リスク児（以下，低リスク群）の二群に大別される計 N = 145 名である．発達障害群は，横浜市内または千葉県内の療育センター，病院を利用している発達障害のある，或いはそのリスクのある就学前児のうち，児童精神科，小児科，リハビリテーション科等の医師より，1）自閉性障害，2）自閉性障害以外の自閉症スペクトラム（Autism Spectrum Disorders，以下 ASD），3）ASD 以外の発達障害，のいずれかの診断を受けている三群からなる．低リスク群は，横浜市，東京都，千葉県，埼玉県内の地域の健診等で発達上の指摘がないこと，或いは保護者や所属保育園の担任から定型発達からの逸脱がないと判断されていた幼児をさす．ここで，各群に関して年齢段階別および性別でまとめた度数分布表を表 3-1 に示す．

表3-1　調査対象の幼児に関する診断分類別・年齢別・性別の人数

	低リスク			自閉性障害			自閉性障害以外のASD			非ASD			
IQ（ないしはDQ）の平均(SD)				64.85(21.09)			88.05(20.05)			63.79(18.86)			
年齢/性別	男	女	小計	男	女	小計	男	女	小計	男	女	小計	合計
1歳	1	1	2	0	0	0	0	0	0	0	0	0	2
2歳	5	1	6	2	0	2	2	0	2	3	3	6	16
3歳	1	6	7	12	0	12	7	2	9	5	3	8	36
4歳	0	5	5	11	4	15	14	0	14	2	1	3	37
5歳	2	4	6	12	1	13	12	3	15	4	5	9	43
6歳	0	1	1	4	0	4	4	1	5	1	0	1	11
小計	9	18	27	41	5	46	39	6	45	15	12	27	145

注1）自閉性障害以外のASDの内訳：広汎性発達障害（下位分類は不詳）33名，特定不能の広汎性発達障害5名，アスペルガー障害7名．
注2）非ASDの内訳：精神遅滞のみ5名，発達性言語障害9名，運動発達遅滞2名，脳性麻痺3名，学習障害リスク2名，ダウン症4名，その他の染色体異常1名，多発奇形1名．
注3）なお，ASDと他の診断が合併する場合は，ASDでの分類とした．

FOSCOMの利用場面は，主に＜S－S法＞等の言語発達検査を用いた評価時であり，検査者と保護者との面接時間も含めた概ね５０分～１時間半程度の時間の中で行う．

1.2　分析に利用した変数の概要
　妥当性・信頼性の観点から，FOSCOMの定量的性質を検証するため，FOSCOMに基づく検査得点と性別・年齢に関する情報の他に，＜S－S法＞に基づく言語発達段階水準（段階2-1から段階5-2の10段階で，数字が大きいほど高い言語発達水準にあることを意味する），および発達障害群に限定して知能指数（以下，IQ）または発達指数（以下，DQ）に関する情報を得た．

1.3　分析に利用したソフトウェア
　本章を含め以降の分析は，全て統計ソフトR(Ver 2.14.1)を用いて実行した．

2. 結果と考察

2.1 診断分類別にみた検査得点の記述統計に基づく基準関連妥当性の検証

表3-2　FOSCOMの項目の概要と幼児145名の評定データの平均と標準偏差, および各下位領域内で一因子分析モデルを仮定した際の各項目の因子負荷の推定値(標準解)

下位領域			項目	平均(SD)	度数(0)	度数(1)	度数(2)	因子負荷
A:対人コミュニケーション行動の相互性	応答性	1	身体的な遊びへの誘いかけに対する反応	0.74 (0.66)	55	73	17	0.683
		2	材料を用いた遊びへの誘いかけに対する反応	0.74 (0.66)	55	73	17	0.744
		3	うなずきを伴う返事(音声言語が理解可能なケースのみ)	0.60 (0.64)	70	63	12	0.367
		4	課題, 指示などへの反応	0.36 (0.60)	102	34	9	0.506
		5	あいさつに対する反応	0.38 (0.61)	100	35	10	0.679
		6	活動の終了への反応	0.39 (0.57)	95	44	6	0.542
	意思表示	7	注意喚起を中心としたコミュニケーションの開始	0.53 (0.67)	82	49	14	0.537
		8	要求	0.40 (0.53)	90	52	3	0.467
		9	拒否・否定的な感情表現	0.54 (0.58)	72	67	6	0.621
		10	報告	0.75 (0.70)	58	65	22	0.662
	継続性	11	相互交渉, 話題の維持	0.43 (0.62)	93	42	10	0.686
		12	わからない(3語連鎖以上の理解のケースのみ)	0.34 (0.58)	104	33	8	0.084
B:他者への注目・距離・表情変化		13	視線	0.56 (0.61)	73	63	9	0.618
		14	体の向き, 物理的な距離	0.23 (0.46)	113	30	2	0.603
		15	社会的な距離感	0.56 (0.61)	73	63	9	0.508
		16	ポジティヴな表情	0.47 (0.62)	87	48	10	0.716
		17	ネガティヴな表情	0.52 (0.58)	75	64	6	0.818
		18	複雑, 微妙な表情(はにかみ, 照れ, 親しみ)	0.70 (0.68)	62	65	18	0.865
		19	全体の表情変化	0.59 (0.63)	71	63	11	0.936
C:特徴的なコミュニケーション		20	身ぶり動作の乏しさ, 不自然さ	0.50 (0.66)	86	46	13	0.510
		21	不自然なプロソディ(速度, 抑揚), 声量, 高さ	0.41 (0.57)	92	47	6	0.599
		22	特定の音韻パターンへの強い反応	0.13 (0.41)	130	11	4	0.522
		23	独語	0.17 (0.52)	129	7	9	0.584
		24	意図特定困難な発話, 身ぶり	0.07 (0.25)	135	10	0	0.174
		25	エコラリア(即時・遅延), 反響動作	0.30 (0.55)	109	29	7	0.399
		26	パターン的, 反復的な言語, 身ぶり	0.35 (0.64)	107	25	13	0.370
		27	大人びた表現・難解な語の使用	0.16 (0.40)	124	19	2	0.000
		28	新作言語・独特な表現	0.06 (0.29)	138	5	2	0.208
		29	話題, 興味, 視点の偏り	0.55 (0.71)	83	44	18	0.630
		30	冗長な, まとまりのない, 細部にわたる表現	0.21 (0.52)	121	17	7	0.045
		31	指示理解・状況理解の弱さや狭さ, 独特さ	0.62 (0.70)	73	54	18	0.278

＊平均(SD)および因子負荷は, 145名すべての標本を用いた場合の値である. また, 因子負荷については, 各下位領域の項目ごとに一因子分析モデルに当てはめた際の推定値である.
＊度数(数字)は, 対応する数字への回答があった度数を意味する.

まず, 表3-2の「平均(SD)」列に幼児145名に関する評定結果の平均値と標準偏差を示す. 標準偏差の値から, 全体として極端に回答の度数が偏っている項目は少なく, また評定結果に適度な個人差が表れている様子がうかがえるが, 下位領域Cについては, ほとんどの幼児が0であるような, 床効果を示す項目が散見され, これらは以降のFOSCOMの定量的性質の検証の目的からすれば悪影響を及ぼす可能性が高いと考えられる. しかし, FOSCOMが, 対人・コミュニケーション上に現れる様々な行動を記録, 記述する意図を持っていることから, これらの項目の臨床的有用性は依然として高いと考え, 検査項目に含めていくのが妥当と判断した. また, 「項目27:大人びた表現の使

用」などは，アスペルガーの幼児の特徴に比較的よく挙げられるが，今回の調査ではアスペルガーの幼児のサンプルがやや少なかったことも関係していると思われる．このような，現実的な制約から，実際の利用者のプロフィールと今回の標本についての完全な対応性が満たされていなかった可能性も踏まえると，これらの項目を利用していくことが診断上有用であろう．

次に，表3-3に診断分類別・年齢段階別の，各下位領域得点・全検査得点の平均値と標準偏差を示す．表3-3の下位領域得点，全検査得点のいずれの場合の結果を見ても，診断分類別・年齢段階別の平均値の違いが観察されることがわかる．特に，診断分類別の平均値差には顕著な差異が認められ，低リスク群の検査得点が発達障害群に比べて非常に低い様子がうかがえる．また，発達障害群の中でも，自閉性障害児の方が，自閉性障害以外のASDおよび非ASDの児に比べて検査得点が高いことが分かる．これらの傾向は，個別の項目に関する結果で見ても，床効果の影響が生じている一部の項目を除いて概ね一様にみられている．

表3-3 各下位領域得点・全検査得点に関する，診断分類別・年齢段階別の記述統計

		下位領域A	下位領域B	下位領域C	全検査
診断分類別	自閉性障害	10.26 (3.81)	6.17 (3.39)	5.43 (2.71)	21.87 (7.46)
	自閉性障害以外のASD	5.47 (2.95)	3.24 (2.54)	4.04 (2.52)	12.76 (5.93)
	非ASD	4.78 (3.84)	2.81 (2.47)	2.37 (2.73)	9.96 (7.81)
	低リスク	1.89 (2.06)	0.74 (1.29)	0.59 (1.25)	3.22 (3.56)
年齢段階別	1-2歳	4.72 (3.98)	2.83 (2.46)	2.22 (2.07)	9.78 (7.46)
	3-4歳	6.84 (4.82)	3.97 (3.37)	3.49 (2.92)	14.30 (9.49)
	5-6歳	5.81 (4.01)	3.43 (3.39)	4.02 (3.26)	13.26 (9.39)
全体		6.19 (4.46)	3.63 (3.28)	3.53 (3.00)	13.35 (9.28)

また，各下位領域得点および全検査得点に関して，分散分析を実行して，診断分類に関する計4つの群間の平均値差の統計的有意性を検証したところ，各下位領域得点および全検査得点の全てに関して，群の主効果は両側5%で全て有意であり，p値はいずれも0.001以下であった（下位領域A:$F(3,141) = 40.885$, $p<.001$, 下位領域B: $F(3,141) = 25.577$, $p<.001$, 下位領域C: $F(3,141) = 24.559$, $p<.001$, 全検査: $F(3,141) = 50.074$, $p<.001$）．さらに，いずれの診断分類間の平均値差に統計的有意性が認められるかを検証するために，TukeyのHSD法に基づく多重比較を実行したところ，表3-4に示されているように，特に全検査得点については自閉性障害以外のASD－非ASDの対を除いて，全ての対間の平均値差が両側5%水準で有意であった．この結果は各下位領域得点の場合についても見られたが，下位領域Cについては，全ての対間で，両側5%

水準で有意であった．このように，診断分類別に見た際の検査得点の平均値の間には，統計的にはもちろんのこと実際的にも大きな差があることがわかり，自閉症傾向の強さと検査得点の関連から見た際のFOSCOMの基準関連妥当性の要件が満たされていることが確認される．

表3-4　診断分類別の下位検査得点・全検査得点に関する多重比較の分析結果

対	差得点	95%信頼区間下限	95%信頼区間上限	p値
下位領域A: 対人コミュニケーション行動の相互性（12項目）				
自閉性障害-自閉性障害以外のASD	4.79	3.00	6.59	<.001
自閉性障害-非ASD	5.48	3.41	7.56	<.001
自閉性障害-低リスク	8.37	6.30	10.45	<.001
自閉性障害以外のASD-非ASD	0.69	-1.40	2.77	0.826
自閉性障害以外のASD-低リスク	3.58	1.49	5.66	<.001
非ASD-低リスク	2.89	0.56	5.22	0.008
下位領域B: 他者への注目・距離・表情変化（7項目）				
自閉性障害-自閉性障害以外のASD	2.93	1.48	4.38	<.001
自閉性障害-非ASD	3.36	1.68	5.04	<.001
自閉性障害-低リスク	5.43	3.75	7.11	<.001
自閉性障害以外のASD-非ASD	0.43	-1.26	2.12	0.911
自閉性障害以外のASD-低リスク	2.50	0.82	4.19	<.001
非ASD-低リスク	2.07	0.19	3.96	0.025
下位領域C: 特徴的なコミュニケーション（12項目）				
自閉性障害-自閉性障害以外のASD	1.39	0.06	2.73	0.038
自閉性障害-非ASD	3.06	1.52	4.61	<.001
自閉性障害-低リスク	4.84	3.30	6.39	<.001
自閉性障害以外のASD-非ASD	1.67	0.12	3.22	0.029
自閉性障害以外のASD-低リスク	3.45	1.90	5.00	<.001
非ASD-低リスク	1.78	0.04	3.51	0.042
合計（31項目）				
自閉性障害-自閉性障害以外のASD	9.11	5.57	12.66	<.001
自閉性障害-非ASD	11.91	7.81	16.01	<.001
自閉性障害-低リスク	18.65	14.55	22.75	<.001
自閉性障害以外のASD-非ASD	2.79	-1.32	6.91	0.295
自閉性障害以外のASD-低リスク	9.53	5.42	13.65	<.001
非ASD-低リスク	6.74	2.14	11.34	0.001

　一方，表3-3の年齢段階別の結果については，3歳以上5歳未満児および5歳以上7歳未満児の検査得点の平均値が1歳以上3歳未満児に比べて高いが，診断分類の場合に比べればその差異は明らかに小さい．これは，対人・コミュニケーション行動という固有な領域を，当該児の発達年齢からみて評価するFOSCOMの目的と整合的な結果である．

ここで，診断分類別にみた記述統計の結果を利用して，対人・コミュニケーション能力上問題となる所見の多さを簡便に評価するためのカテゴライズとなる基準を作成することを試みた．この基準は，N = 145 のデータから計算される各検査得点のパーセンタイル値の他に，データ収集時に検査者の得た臨床的実感の双方を踏まえて作成されたものである．その基準をまとめた表については既に第 2 章で述べているため，その内容を参照されたい．無論，今回作成したようなカテゴライズは幾分恣意的な面もあるが，あくまで大まかな判断基準を与えるには便利であろう．

2.2 他の変数間との相関に基づく基準関連妥当性の検証

表3-5　下位領域得点・全検査得点と各変数の間の相関係数

	下位領域A	下位領域B	下位領域C	全検査	月齢	性別	IQ(DQ)	言語発達段階
下位領域A	1	**0.779**	**0.537**	**0.930**	0.007	**0.316**	#	**-0.415**
下位領域B	**0.734**	1	**0.470**	**0.880**	-0.025	**0.252**	#	**-0.418**
下位領域C	**0.390**	**0.340**	1	**0.747**	0.173	**0.358**	#	0.008
全検査	**0.908**	**0.860**	**0.659**	1	0.050	**0.357**	#	**-0.345**
月齢	-0.100	-0.113	0.116	-0.054	1	0.029	#	**0.481**
性別	0.189	0.095	0.249	0.213	0.034	1	#	-0.119
IQ(DQ)	**-0.381**	**-0.308**	-0.015	**-0.312**	0.057	0.085	1	#
言語発達段階	**-0.422**	**-0.396**	0.115	**-0.322**	**0.487**	0.052	**0.731**	1

＊相関係数は，ピアソンの積率相関係数によって算出した．
＊上三角部分には，N=145全ての標本に対する相関係数を，また下三角部分にはIQまたはDQに関するいずれかの情報が得られている，
　主に低リスク群のデータを除いたN=114のデータから計算された相関係数を示している．
　#部分は，IQ(DQ)の欠測により，N=145の標本から相関係数が直接推定できないことを意味する．
＊太字で示されている相関係数は，両側5％水準で有意であることを意味する．

表 3-5 に，各下位領域得点と全検査得点，月齢・性別（男児＝ 1，女児＝ 0）・IQ（またはDQ）・言語発達段階の間の相関係数を示す．表 3-5 に示されるように，各下位領域間の検査得点は，145 名の全てのデータを用いた場合において，0.470 〜 0.779 の中程度から高い相関係数を示しており，対人・コミュニケーションに関する異なる能力を，三つの下位領域を通して測定できていることが示唆される．また，先の記述統計の年齢段階別の結果からも示唆されていたように，全般的に月齢とは高い相関は観察されていない．また，性別については，N = 145 のデータにおいては，検査得点と中程度の正の相関が観察され，男児の方が対人・コミュニケーション行動に問題が多いと評価される傾向にあった．しかし，表 3-1 からわかるように，検査得点の高い自閉性障害および自閉性障害以外の ASD 児の標本の 8 割が男児であったことを考慮すると，これは診断分類を介した疑似相関と見るのが妥当であろう．IQ(DQ) および言語発達段階との相関を見ると，双方とも，下位領域 C においては，高い相関を示していないが，下位領域 A と B に関しては，中程度の負の相関が観察される．FOSCOM は，対人・コミュニケーション

という固有の領域を評価するものであるが，下位領域AとBに関しては，知的水準も含めた言語発達能力と構成概念上重なる領域を評価していることが示唆される．

2.3 検証的因子分析に基づく因子的妥当性の検証

N = 145の全ての標本を用いて，各下位領域の項目群に対して一因子分析モデルをそれぞれ当てはめた際の，各項目の因子負荷の推定値（標準解）を表3-2の最右列に示す．一因子に基づく分散説明率は，下位領域A,B,Cの順に，33.1%, 54.4%, 17.3% であり，第一・第二固有値の値は，下位領域Aが4.581, 1.348, 下位領域Bが4.288, 0.905, 下位領域Cが2.803, 1.735であった．このように，特に下位領域A,Bについてはそれらの一因子性が概ね妥当であることが示唆されるが，下位領域Cについては，必ずしも高い分散説明率を示していない．これは，とりわけ通過率の低い項目(床効果を示した項目)を中心に因子負荷が小さくなる傾向が観察されることから，項目間の反映する構成概念の非整合性と言うよりは，通過率等他の項目特性の影響を受けた結果と考えられる．したがって，通過率など標本の特性の影響を受けうるものの，少なくとも各項目内容は各下位領域が評価を意図している構成概念を反映していると考えられ，因子的妥当性の観点からみても大きな問題はないように考えられる．

また，参考として，N = 145全ての標本から計算された，各下位領域内の項目間の相関係数をまとめた表を表3-6に示す．

表3-6 全標本(N=145)から計算された，各下位領域内の項目間の相関係数

下位領域Aの相関

	項目1	項目2	項目3	項目4	項目5	項目6	項目7	項目8	項目9	項目10	項目11	項目12
項目1	1.000											
項目2	0.629	1.000										
項目3	0.262	0.228	1.000									
項目4	0.312	0.330	0.288	1.000								
項目5	0.456	0.473	0.248	0.460	1.000							
項目6	0.274	0.385	0.276	0.388	0.474	1.000						
項目7	0.368	0.320	0.160	0.129	0.302	0.207	1.000					
項目8	0.342	0.302	0.106	0.135	0.191	0.106	0.551	1.000				
項目9	0.416	0.453	0.294	0.275	0.413	0.307	0.380	0.393	1.000			
項目10	0.385	0.460	0.226	0.230	0.494	0.434	0.535	0.379	0.422	1.000		
項目11	0.447	0.567	0.207	0.483	0.465	0.376	0.337	0.319	0.392	0.388	1.000	
項目12	0.088	0.198	0.161	0.009	-0.109	0.023	-0.018	0.076	0.006	0.088	0.020	1.000

下位領域Bの相関

	項目13	項目14	項目15	項目16	項目17	項目18	項目19
項目13	1.000						
項目14	0.573	1.000					
項目15	0.535	0.523	1.000				
項目16	0.419	0.537	0.401	1.000			
項目17	0.482	0.478	0.345	0.565	1.000		
項目18	0.561	0.454	0.461	0.599	0.689	1.000	
項目19	0.532	0.533	0.424	0.673	0.790	0.823	1.000

下位領域Cの相関

	項目20	項目21	項目22	項目23	項目24	項目25	項目26	項目27	項目28	項目29	項目30	項目31
項目20	1.000											
項目21	0.317	1.000										
項目22	0.077	0.095	1.000									
項目23	0.043	0.051	0.191	1.000								
項目24	0.127	0.142	0.141	-0.058	1.000							
項目25	0.363	0.058	0.197	0.057	0.101	1.000						
項目26	0.338	0.256	0.193	0.120	0.066	0.440	1.000					
項目27	-0.142	-0.119	0.025	0.096	0.034	0.056	0.001	1.000				
項目28	-0.192	-0.029	0.128	0.099	0.095	0.036	0.069	0.370	1.000			
項目29	0.327	0.318	0.289	0.188	0.179	0.386	0.207	-0.011	0.056	1.000		
項目30	0.219	0.193	0.219	-0.021	0.104	0.370	0.381	-0.001	-0.067	0.273	1.000	
項目31	-0.056	0.293	0.223	0.188	-0.020	0.146	0.105	0.191	0.227	0.285	0.077	1.000

II. 信頼性の検証

内的整合性，評定者間・評定者内安定性の観点から，FOSCOMの信頼性を検証する．

1. 内的整合性の検証
1.1 方法
対象

前節の場合と同様，発達障害群と低リスク群の両群計 N = 145 名からなる標本を用いた．

1.2 結果と考察

表3-7　診断分類別・年齢段階別のクロンバックの α 係数

	下位領域A	下位領域B	下位領域C	全検査
全体 (N=145)	0.839	0.891	0.668	0.906
自閉性障害 (N=46)	0.672	0.878	0.458	0.798
自閉性障害以外のASD (N=45)	0.664	0.784	0.500	0.770
非ASD (N=27)	0.837	0.853	0.699	0.902
低リスク (N=27)	0.629	0.704	0.646	0.780
1-2歳 (N=18)	0.835	0.831	0.592	0.895
3-4歳 (N=73)	0.841	0.886	0.654	0.902
5-6歳 (N=54)	0.829	0.905	0.676	0.910

ここでは内的整合性に関する指標として，広く利用されているクロンバックの α 係数を用いた．クロンバックの α 係数は，

$$\alpha = \frac{n}{n-1}(1 - \frac{\sum_{i=1}^{n} V(x_i)}{V(x)})$$

で定義される指標であり，その値が高いほど，各下位領域内の項目が一貫して同様の構成概念を測定していることを表す．ただし，ここで n は項目数を，$V(x_i)$ は i 番目の項目の分散を，$x = x_1 + x_2 + ... + x_n = \sum_{i=1}^{n} x_i$ は下位領域得点をそれぞれ表す．

表3-7には，全体および診断分類別と年齢段階別にまとめたクロンバックの α 係数を示した．とりわけ下位領域A,Bについては，全体および年齢段階・診断分類別の α 係数は 0.7-0.9 前後の高い水準を示している．一方，下位領域Cでは，床効果を示した項

目の影響を受けて相対的に小さい．しかし，全体の標本では α = .668 と，決して十分ではないものの，床効果の影響も考慮すれば，実用に資するには十分な程度の内的整合性を示していると考えられる．

2．評定者間・評定者内安定性の検証

2.1　方法

・対象児とデータ収集方法

表3-8　評定者間・評定者内安定性の検証に用いた対象児

	評価時年齢（初回）	医学的診断名	IQ	DQ	＜S－S法＞段階
A	5:04	ダウン症	46		4-1（2語連鎖）
B	5:06	自閉性障害，精神遅滞		38	3-2（音声記号）
C	5:06	学習障害リスク	88		4-2（3語連鎖）
D	4:03	自閉性障害、境界域知能		83	5-1（語順）
E	5:07	ダウン症		31	3-2（音声記号）

注）IQの算出には，全訂版田中ビネー知能検査法（第4版）あるいは田中ビネー知能検査V，DQには，新版K式発達検査2001を用いた．
　　知能検査及び発達検査は臨床心理士が実施した．
　　対象児は，横浜市内，千葉県内の療育センター，病院の利用児である．

　ここでは，保護者より映像の利用について承諾を得た5名の対象児に関する，評価場面のVTR記録を利用して，評定者間・評定者内安定性を検証する手続きをとった．対象児のプロフィールを表3-8に示す．評定者は，FOSCOM作成に関わり，かつその内容に精通しており，言語発達障害領域において5年以上の経験を持つ5名の言語聴覚士である．各評定者は，2010年3月～2011年11月の間の同一時刻に，5名の幼児に関する評価場面のVTRをみて，それぞれが独立に評定を行った．この5名の幼児に対する評定者4－5名分（5名中1名の幼児に関する評価データは，4名の評定者によるデータとなっている）の評価データを評定者間安定性の検証に用いた．さらに，概ね半年以上の間をとり，複数名の評定者が分担して5名の幼児に対する評価場面のVTRを再度みて，評定を行った．このように得た5名分の，2時点の評価データを評定者内安定性の検証に用いた．

・安定性の評価方法

評定の安定性を評価するために,「通常期待される反応」,「見られない・きわめて乏しい」,「弱い反応・一貫性に欠ける反応」,「やや過度である」,「過度である」の計 5 カテゴリに基づく評定結果をもとに,相関係数および Cohen のカッパ係数を計算した.ここで,Cohen のカッパ係数とは,

$$\kappa = \frac{p_a - p_c}{1 - p_c}$$

で定義される指標であり,p_a は評定者間の実際の評定の一致率を,また p_c はチャンスレベルで生じる評定者間の評定の一致率である.つまり,評定の安定性を調べるためには評定結果がどの程度の割合で一致していたかを評価すればよいが,チャンスレベルで生じうる一致度の影響を補正できるのが Cohen のカッパ係数の利点である.

2.2 結果と考察

評定者間の評定について,全項目への評定データから計 ($5C2 \times 4 + 4C2 \times 1 =$)46 個のピアソンの積率相関係数を計算したところ,その平均値は 0.66(最小値 0.29,最大値 0.97)と大きな値が示されており,評定結果の高い安定性が示唆される.図 3-1 に,この評定者間相関係数 46 個についての度数分布を示す.

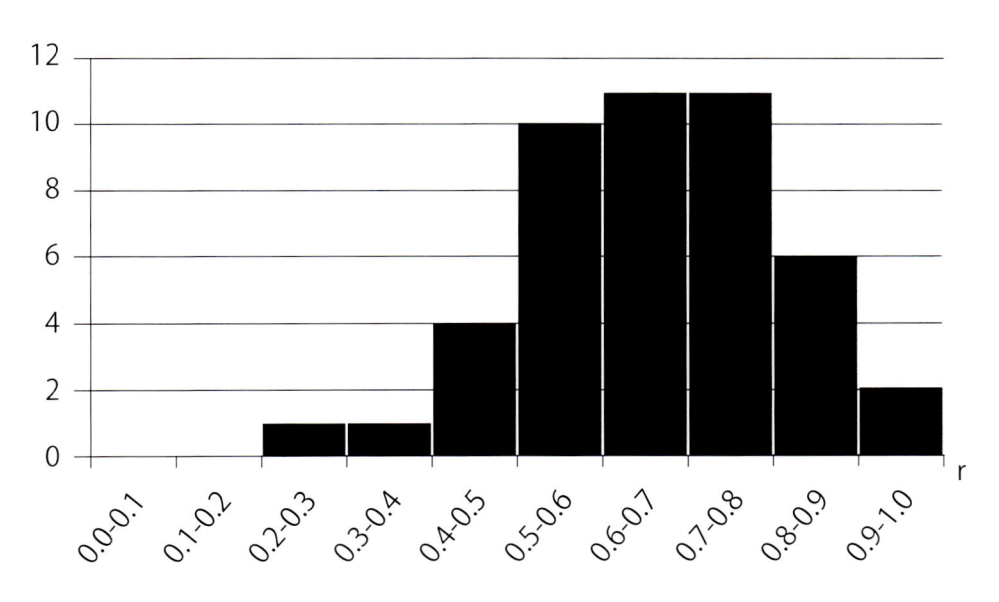

図3-1　評定者間相関係数46個についての度数分布

そして,計 5 名の幼児に対して計算された計 5 つの Cohen のカッパ係数についても,その値が小さい順に .57, .59, .61, .62, .84 であり,概ね 0.6 程度が高い一致率であるこ

とを示す本指標からすると，高い一致度があることが理解される．これらより，相関および一致度の観点から，評定者間の評定の安定性が高い水準にあることが確認される．次に，評定者内の評定について，計5個の積率相関係数は，小さい値から順に.70, .90, .91, .91, .96であり，同様にCohenのカッパ係数についても，小さい値から順に.57, .60, .67, .78, .90であり，極めて高い一致度を示していることから，評定者内の安定性についても非常に高い水準にあることがわかる．また，これらの点については各下位領域別に検討した場合でも同様であった．これらの結果から，FOSCOMについてある程度熟知し訓練を受けた検査者であれば，安定した評価が達成できる可能性が高いことが示唆される．

III．結論

　本章では，言語発達検査等の個別検査場面における就学前児の多様な対人・コミュニケーション行動を質的および量的な観点から観察・記述することを目的としたFOSCOMについて，基準関連妥当性および因子的妥当性の観点からその妥当性を，また内的整合性および評定者内・評定者間安定性の観点からその信頼性をそれぞれ検証した．その結果，一部の下位領域内に存在する床効果を含む項目の影響を受けている場合がみられるものの，信頼性・妥当性のいずれにおいても，実践上利用しうるにふさわしい水準が担保されていることが確認された．

第四章　症例および結果の解釈について

症例

図4-1　症例B　記述／評点化フォーム＜1＞

第四章 症例および結果の解釈について

対人コミュニケーション行動観察フォーマット（FOSCOM）記述／評点化フォーム＜2＞

氏名　B　　　評価日　2010．11．

B：他者への注目・距離・表情変化

項目	ない・極めて乏しい (2)	弱い・一貫性に欠ける (1)	通常 (0)	やや過度・行動としてやや顕在化 (1)	過度・行動として顕在化 (2)	具体的な行動
13 視線	合わない／合わないことが多い	合うべき場面で合わないことが時々ある／合う場面が限定的である	○	合うが、過度に相手を見つめることが時々ある	合うが、過度に相手を見つめることが頻繁にある	受信課題時：− ± ⊕ ++／発信時：− ± ⊕ ++／質問一応答時：− ± ⊕ ++／物の受渡時：− ± ⊕ ++／自由場面時：− ⊕ + ++／その他：− ⊕ + ++
14 体の向き，物理的な距離	体が相手に向いていない／相手と離れていることが多い	体が相手に向かないことがある／相手とやや離れている／一貫性に欠ける	○	体が相手に向くが、距離がやや近い傾向にある／近いことが時々ある	体が相手に向くが、距離が近い／近いことが頻繁にある	
15 社会的な距離感	近くならない	近くなりにくい傾向にある	近い傾向にある ○		近い	Tに対し「まあ、ちょっとね」「だから、どのお友達ってきったの」「ただ、これでしょうが」
16 ポジティヴな表情	みられない／極めて乏しい	やや少ない／弱いことが時々ある (○)		みられるが、やや過度である／文脈的にやや不適切である	みられるが、過度である／文脈的に不適切である ○	T男女？→笑う、Tどうして笑う？→「わかりません」食事など質問の合間に笑顔になる
17 ネガティヴな表情	みられない／極めて乏しい	やや少ない／弱いことが時々ある ○		みられるが、やや過度である／文脈的にやや不適切である	みられるが、過度である／文脈的に不適切である	
18 複雑，微妙な表情 (はにかみ，照れ，親しみ)	みられない／極めて乏しい	やや少ない ○		みられるが、一定の表情がやや多い	みられるが、一定の表情が多い	
19 全体の表情変化	ない／少ないことが多い	やや少ない ○		みられるが、やや過度である／文脈的にやや不適切である	みられるが、過度である／文脈的に不適切である	

| 領域B 小計 | 0 | 3 | 0 | 1 | 2 | 領域B 計 6 点 |

C：特徴的なコミュニケーション行動

項目	目立たない (0)	やや目立つ (1)	目立つ (2)	具体的な行動
20 身ぶり動作の乏しさ，不自然さ		やや目立つ ○	目立つ	うなずき ± 首ふり ＋／指さし ＋ 首を傾げる ±／その他：不自然な身ぶり：手をひっぱる
21 不自然なプロソディ(速度，抑揚)，声量，高さ		やや目立つ ○	目立つ	やや平板
22 特定の音韻パターンへの強い反応	○	やや目立つ	目立つ	
23 独語		やや目立つ	目立つ ○	自由場面でスタンプ押しながら
24 意図特定困難な発話，身ぶり		やや目立つ	目立つ ○	なぞなぞの応答時に、人さし指で手のひらをさわることを繰り返す
25 エコラリア(即時・遅延)，反響動作	○	やや目立つ	目立つ	
26 パターン的，反復的な言語，身ぶり		やや目立つ	目立つ ○	なぞなぞの応答時に、人さし指で手のひらをさわることを繰り返す
27 大人びた表現・難解な語の使用		やや目立つ ○	目立つ	「まあ、ちょっとね」
28 新作言語・独特な表現	○	やや目立つ	目立つ	
29 話題，興味，視点の偏り	○	やや目立つ	目立つ	
30 冗長な、まとまりのない、細部にわたる表現	○	やや目立つ	目立つ	
31 指示理解・状況理解の弱さや狭さ，独特さ		やや目立つ	目立つ ○	PVT-R 港：「(港と鉄橋)どっちも海がある」、質問応答の鍵の理由：「どろぼうは夜現れるし..」、友達→「○○幼稚園のお友達いっぱいなんです」

| 0 | 4 | 6 | 領域C 計 10 点 |

【その他観察された行動】

感覚刺激に関連する行動：聴覚過敏ややあり（ドアの音）　　多動：
常同行動：　　　　　　　　　　　　　　　　　　　　　　　衝動性：
自傷，他害行動：　　　　　　　　　　　　　　　　　　　　遊びについて：
不安：　　　　　　　　　　　　　　　　　　　　　　　　　その他：

図4-2　症例B　記述／評点化フォーム＜2＞

110

対人コミュニケーション行動観察フォーマット（FOSCOM）　サマリー

氏名　　B　　　　　男・㊛　年齢　5:9
生年月日 2005. 2.　　評価日 2010. 11.　　評価者
医学的診断名：**自閉性障害**
他の検査の情報：**田中ビネー知能検査Ⅴ：IQ105, ＜S-S法＞：段階5-1**

＜下位領域別得点・総得点の目安＞
下位領域A（対人コミュニケーション行動の相互性とプロセス）
得点：**6**　点

所見少ない	所見あり	所見多い
0～3	㊃～9	10～24

下位領域B（他者への注目・距離・表情変化）
得点：**6**　点

所見少ない	所見あり	所見多い
0～1	2～5	⑥～14

下位領域C（特徴的なコミュニケーション行動）
得点：**10**　点

所見少ない	所見あり	所見多い
0～1	2～3	④～24

総得点：**22**　点

少ない	やや少ない	やや多い	多い	非常に多い
0～4	5～9	10～13	14～19	⑳～

→所見あり

【観察された対人コミュニケーションパターン】　☑あり　□なし　＊複数該当あり
☑受動パターン
□指示に対する応答性の困難顕在化パターン（要求, 拒否の問題行動）
□コミュニケーションの開始の困難パターン
□弱い報告機能パターン
☑過剰な報告パターン（特定の話題への固執・冗長性・社会的距離感の近さ）

＜行動観察のまとめ＞
個別場面では, 検査者との関わりを楽しみ, 受け入れることができる. 要求, 報告などは可能であるが, 要求がやや弱く, 報告は逆にやや過剰な面がある. 表情変化は, 文脈に合わない笑いが見られる. 意図特定困難な反復的な身ぶり, 独語, 字義通りの理解などの特徴的なコミュニケーションがみられる.

＜他の領域からの情報を含めたまとめ・支援の方向性＞
個別場面では, 他者との関わりを楽しみ, やや奇異な印象を与えながらも, 他者への考えていることの説明（PVT-Rで迷っている内容など）を伝えることができること, 文字の読みがスムーズであり, 聴覚的な記憶も良好なこと等が長所として挙げられる. 一方, 集団場面や保護者との関わりの中では, 意思表示ができなかったり, 納得できないまま言い合いになることもあるよう. 保護者に, 視覚支援を用いたBのペースや理解力に合わせた関わりを身につけてもらうことが重要である. また, 就学に際しても, Bの特性を周囲が理解することが重要である.

図4-3　症例Bサマリー

第四章 症例および結果の解釈について

対人コミュニケーション行動観察フォーマット（FOSCOM）
記述／評点化フォーム＜1＞

氏名　**C**　　（男）・女　　年齢　**4：3**　　　　総得点　**27**　点
評価者　　　　　　評価日　**2010．8．**

A：対人コミュニケーション行動の相互性とプロセス
A-1：他者からの働きかけに対する反応（応答性）

機会なし	項目	ない・極めて乏しい (2)	弱い・一貫性に欠ける (1)	通常 (0)	やや過度・行動としてやや顕在化 (1)	過度・行動として顕在化 (2)	具体的な行動
	1 身体的な遊びへの誘いかけに対する反応	反応しない 喜ばない 反応自体が不明確である	○ 喜ぶものその程度が弱い 期待が弱い 反応の一貫性に欠ける		やや過度に興奮する 過度に興奮することが時々ある 嫌がることがある	過度に興奮することが頻繁にある 嫌がることが多い	くすぐりに対して笑顔はみられるが、万歳で期待する反応は弱い。手を近づけると脇をしめる様子がみられる
	2 材料を用いた遊びへの誘いかけに対する反応	反応しない 反応自体が不明確である	○ 喜ぶものその程度が弱い 期待が弱い 一貫性に欠ける 材料や働きかけの意味を理解することが弱い		やや過度に興奮する 過度に興奮することが時々ある 嫌がることがある	過度に興奮することが頻繁にある 嫌がることが多い	少し表情がゆるむ程度で期待する様子に乏しい
	3 うなずきを伴う返事（音声言語が理解可能なケースのみ）	反応しないことが多い	反応しないことがある 返事はするが浮動的である タイミングが遅い うなずきが弱い	該当せず	言われていることがわからなくても返事をすることが時々ある エコラリアになることがある	○ 言われていることがわからなくても返事をすることが頻繁にある エコラリアになることが多い	YesでもNoでも働きかけに対する反応として首を振ることが多い。エコラリアが非常に多い
	4 課題, 指示などへの反応	期待される以上に取り組む傾向が顕著にある	○ 期待されるように取り組む傾向にある 一貫性に欠ける		逸脱することがある 嫌がることがある	逸脱することが多い 嫌がることが多い	姿勢は始終安定している。検査者が席を離れると姿勢を崩すことや席を離れることがある
	5 あいさつに対する反応	応じない 応じないことが多い	○ 応じないことがある 一貫性に欠ける		過度にていねいなあいさつをする傾向がある	過度にていねいなあいさつをする傾向が顕在化	こんにちは+　さようなら-
	6 活動の終了への反応	嫌なはずなのに抵抗せずに終了する傾向が顕著である	○ 嫌なはずなのに抵抗せずに終了する傾向にある		時折, 抵抗を示す やや難色を示すものの, 説明すると終了する	抵抗を示すことが多い 説明しても終了しないことが多い	スムーズに片づけを行うが、再度面接を開始するともう一度遊びだす

A-2：他者への働きかけ（意思表示）

機会なし	項目	ない・極めて乏しい (2)	弱い・一貫性に欠ける (1)	通常 (0)	やや過度・行動としてやや顕在化 (1)	過度・行動として顕在化 (2)	具体的な行動
	7 注意喚起を中心としたコミュニケーションの開始	自分から開始することがない 極めて乏しい	○ 頻度が低い 弱い 一貫性に欠ける		頻度がやや高い パニックや問題行動になることが時々ある	頻度が過度に高い パニックや問題行動になることが頻繁にある	遊んでいるときに検査者を見るが、じっと見続けるのみ
	8 要求	ない 極めて乏しい	○ やや少ない 弱い 一貫性に欠ける		やや多い 一方的な要求になることがある パニックや問題行動になることが時々ある	多い 一方的な要求になることが多い パニックや問題行動になることが頻繁にある	絵カードを提示すればおもちゃ遊びの要求ができるが、自発的にはみられない
	9 拒否・否定的な感情表現	○ ない 極めて乏しい	少ない 弱い 一貫性に欠ける		やや多い パニックや問題行動になることが時々ある	過度に多い パニックや問題行動になることが頻繁にある	難易度の高い課題や遊びの終了時も拒否がみられない
	10 報告	ない 極めて乏しい	○ 少ない 弱い 内容が限定的である 等一貫性に欠ける		やや多い 相手の反応に無関心な一方的な報告が時々ある	多い 相手の反応に無関心な一方的な報告が頻繁にある	遊びの写真カードをもっているときに「貼っときまーす」と言うのみ

A-3：継続性

機会なし	項目	ない・極めて乏しい (2)	弱い・一貫性に欠ける (1)	通常 (0)	やや過度・行動としてやや顕在化 (1)	過度・行動として顕在化 (2)	具体的な行動
	11 相互交渉, 話題の維持	相互交渉がすぐ終わることが多い	相互交渉がすぐ終わる傾向にある 一貫性に欠ける	○	話題から逸脱する傾向にある 同じ相互交渉, 話題を過度に長く続けることが時々ある	話題から逸脱することが多い 同じ相互交渉, 話題を過度に長く続けることが頻繁にある	検査全体を通してやりとりできる。課題、くすぐり、遊びに反応は弱いが応じられる
	12 「わからない」（3語連鎖以上の理解可能なケースのみ）	黙る、無反応になることが多い	○ 黙る、無反応になることが時々ある	該当せず	○ わからないのに答えることがやや目立つ 「え？」「わからない」となることがやや多い 逸脱等の行動になることがある エコラリアになることがある	わからないのに答えることが目立つ 「え？」「わからない」となることが多い 逸脱等の行動になることが多い エコラリアになることが多い	エコラリアになることもあり、黙ることや視線を向けることがある
	領域A 小計	**2**	**9**	**0**	**0**	**2**	領域A 計 **13** 点

図4-4　症例C　記述／評点化フォーム＜1＞

対人コミュニケーション行動観察フォーマット（FOSCOM）記述／評点化フォーム＜２＞

氏名　C　　　　評価日　2010. 8.

B：他者への注目・距離・表情変化

項目	ない・極めて乏しい (2)	弱い・一貫性に欠ける (1)	通常 (0)	やや過度・行動としてやや顕在化 (1)	過度・行動として顕在化 (2)	具体的な行動
13　視線	合わない／合わないことが多い	合うべき場面で合わないことが時々ある／合う場面が限定的である		〇 合うが、過度に相手を見つめることが時々ある	合うが、過度に相手を見つめることが頻繁にある	受信課題時：＋⊕＃／発信時：＋⊕＃／質問一応答時：＋⊕＃／物の受渡時：＋⊕／自由場面時：＋⊕／その他：＋⊕／わからない場面や遊んでいる時に見つめ続けることがある
14　体の向き，物理的な距離	体が相手に向いていない／相手と離れていることが多い	体が相手に向かないことがある／相手とやや離れている／一貫性に欠ける		〇 体が相手に向くか，距離がやや遠い傾向にある／近いことが時々ある	体が相手に向くか，距離が近い／近いことが頻繁にある	
15　社会的な距離感	近くならない	近くなりにくい傾向にある		〇 近い傾向にある	近い	
16　ポジティヴな表情	みられない／極めて乏しい	やや少ない／弱いことが時々ある		〇 みられるが，やや過度である／文脈的にやや不適切である	みられるが，過度である／文脈的に不適切である	遊びの場面でにこにこしている。くすぐりで笑ったり，正解の時に一瞬にこっとする
17　ネガティヴな表情	みられない／極めて乏しい	〇 やや少ない／弱いことが時々ある		みられるが，やや過度である／文脈的にやや不適切である	みられるが，過度である／文脈的に不適切である	困った時に若干表情を固める様子があるが，わからなくても表情を変えないことが多い
18　複雑，微妙な表情（はにかみ，照れ，親しみ）	みられない／極めて乏しい	〇 やや少ない		みられるが，一定の表情がやや多い	みられるが，一定の表情が多い	受信時や褒められたときに表情がゆるむ
19　全体の表情変化	ない／少ないことが多い	〇 やや少ない		みられるが，やや過度である／文脈的にやや不適切である	みられるが，過度である／文脈的に不適切である	発信で眉間にしわができるなど変化あり

| 領域B　小計 | 0 | 3 | 0 | 1 | 0 | 領域B　計　4　点 |

C：特徴的なコミュニケーション行動

項目	目立たない (0)	やや目立つ (1)	目立つ (2)	具体的な行動
20　身ぶり動作の乏しさ，不自然さ		やや目立つ	〇目立つ	うなずき － 首ふり ＋／指さし ＋ 首を傾げる －／その他：／不自然な身ぶり：手をひっぱる －
21　不自然なプロソディ（速度，抑揚），声量，高さ		やや目立つ	〇目立つ	終始小声で話す
22　特定の音韻パターンへの強い反応	〇	やや目立つ	目立つ	「プラレール」を何度も繰り返す
23　独語		〇やや目立つ	目立つ	遊んでいる時に一人で話している
24　意図特定困難な発話，身ぶり	〇	やや目立つ	目立つ	
25　エコラリア（即時・遅延），反響動作		やや目立つ	〇目立つ	ほとんどの場面でみられる
26　パターン的，反復的な言語，身ぶり		〇やや目立つ	目立つ	正誤関係なしに一試行毎に「しぇーかい（正解）」ということが数回ある
27　大人びた表現・難解な語の使用	〇	やや目立つ	目立つ	
28　新作言語・独特な表現	〇	やや目立つ	目立つ	
29　話題，興味，視点の偏り		〇やや目立つ	目立つ	足型にきっちり合わせる。プラレールに夢中
30　冗長な，まとまりのない，細部にわたる表現	〇	やや目立つ	目立つ	
31　指示理解・状況理解の弱さや狭さ，独特さ		〇やや目立つ	目立つ	動作語、動詞文の発信時「なにしてる」「これは」と数回エコラリアになる。課題間で片づけの指示を理解するまでに時間がかかる

| | 0 | 4 | 6 | 領域C　計　10　点 |

【その他観察された行動】

感覚刺激に関連する行動：くすぐった後に脇を触って気にする．　　多動：

常同行動：　　衝動性：

自傷，他害行動：　　遊びについて：乗り物が好き．クーゲルバーンなどの動きが好き．

不安：　　その他：

図4-5　症例C　記述／評点化フォーム＜２＞

対人コミュニケーション行動観察フォーマット（FOSCOM） サマリー

氏名　　C　　　　　　㊚女　　年齢　　4：3

生年月日 2006. 5.　　評価日 2010. 8.　　評価者

医学的診断名：自閉性障害

他の検査の情報：新版K式発達検査2001：DQ83，＜S－S法＞：段階5－1

＜下位領域別得点・総得点の目安＞

下位領域A（対人コミュニケーション行動の相互性とプロセス）

得点： 13　点

所見少ない	所見あり	所見多い
0～3	4～9	⭕10～24

下位領域B（他者への注目・距離・表情変化）

得点： 4　点

所見少ない	所見あり	所見多い
0～1	⭕2～5	6～14

下位領域C（特徴的なコミュニケーション行動）

得点： 10　点

所見少ない	所見あり	所見多い
0～1	2～3	⭕4～24

総得点： 27　点

少ない	やや少ない	やや多い	多い	非常に多い
0～4	5～9	10～13	14～19	⭕20～

→所見あり

【観察された対人コミュニケーションパターン】　☑あり　□なし　＊複数該当あり

- ☑受動パターン
- □指示に対する応答性の困難顕在化パターン（要求，拒否の問題行動）
- ☑コミュニケーションの開始の困難パターン
- □弱い報告機能パターン
- □過剰な報告パターン（特定の話題への固執・冗長性・社会的距離感の近さ）

＜行動観察のまとめ＞

個別場面では指示に応じることができる．一方で，全体を通して拒否はほとんどみられないなど，意思表示が弱く，非常に受動的である．自由場面で絵カードを提示するなどの設定をすれば，玩具を要求することはできる．指示への応答性はあるが，返事は首ふりになることが多く，エコラリアも非常に多い．発声は検査場面では終始小声である．動作語の発信で質問がわからずエコラリアになることや，片づけの指示で理解するまでに時間がかかることから指示理解の弱さもある．遊びへの働きかけに対しては，笑うことや表情がゆるむことはあるが，余韻なく繰り返し行うことはない．表情変化も全体的にはやや少ない．視線は時々見つめ過ぎることがある．

＜他の領域からの情報を含めたまとめ・支援の方向性＞

文字を活用して様々な支援方法を検討する．絵や写真と文字を用いたスケジュールで自ら見通しを持つことで，状況理解を促す．コミュニケーション開始のタイミングを知り，要求，拒否や報告の機会をつくることで意思表示の場面を広げる．エコラリアに関しては，場面に応じた発話の音声模倣を促し，適切な自発話として促していく．

図4-6　症例C　サマリー

対人コミュニケーション行動観察フォーマット（FOSCOM）
記述／評点化フォーム＜1＞

氏名　D　　男・**女**　年齢　7:0　　総得点　**6**　点
評価者　　　　評価日　2012. 1.

A：対人コミュニケーション行動の相互性とプロセス
A-1：他者からの働きかけに対する反応（応答性）

機会なし	項目	ない・極めて乏しい (2)	弱い・一貫性に欠ける (1)	通常 (0)	やや過度・行動としてやや顕在化 (1)	過度・行動として顕在化 (2)	具体的な行動
	1　身体的な遊びへの誘いかけに対する反応	反応しない／喜ばない／反応自体が不明確である	喜ぶもののその程度が弱い／期待が弱い／反応の一貫性に欠ける		**○** やや過度に興奮することが時々ある／嫌がることがある	過度に興奮することが頻繁にある／嫌がることが多い	発声↑して繰り返し要求する
	2　材料を用いた遊びへの誘いかけに対する反応	反応しない／喜ばない／反応自体が不明確である	喜ぶもののその程度が弱い／期待が弱い／**一貫性に欠ける**／材料や働きかけの意味を理解することが弱い		**○** やや過度に興奮することが時々ある／嫌がることがある	過度に興奮することが頻繁にある／嫌がることが多い	ぼうし実物：いないいないばあ遊びをすると徐々に興奮して発声↑ 歯ブラシ実物：C→T→人形の順に扉いていく遊びを繰り返し楽しみなかなか終わらない はさみ実物はめ板：Tの働きかけに対してNR、手返されるとすぐにP凹にはめて終わりにする
	3　うなずきを伴う返事（音声言語が理解可能なケースのみ）	反応しないことが多い	反応しないことがある／返事はするが浮動的である／タイミングが遅い／うなずきが弱い	**○** 該当せず	言われていることがわからなくても返事をすることが時々ある／エコラリアになることがある	言われていることがわからなくても返事をすることが頻繁にある／エコラリアになることが多い	検査者の働きかけに対してうなずくことはとても多い
	4　課題,指示などへの反応	期待される以上に取り組む傾向が顕著にある	期待される以上に取り組む傾向にある／一貫性に欠ける	**○**	逸脱することがある／嫌がることがある	逸脱することが多い／嫌がることが多い	
	5　あいさつに対する反応	応じない／応じないことが多い	応じないことがある／一貫性に欠ける	**○**	過度にていねいなあいさつをする傾向がある	過度にていねいなあいさつをする傾向が顕在化ある	こんにちは→G：G+ さようなら→G：G+
	6　活動の終了への反応	嫌なはずなのに抵抗せずに終了する傾向が顕著である	嫌なはずなのに抵抗せずに終了する傾向にある	**○**	時折,抵抗を示すやや難色を示すもの,説明すると終了する	抵抗を示すことが多い説明しても終了しないことが多い	検査終了を拒否して発声あるが、他の遊びに誘うと徐々に切り替えが可能

A-2：他者への働きかけ（意思表示）

機会なし	項目	ない・極めて乏しい (2)	弱い・一貫性に欠ける (1)	通常 (0)	やや過度・行動としてやや顕在化 (1)	過度・行動として顕在化 (2)	具体的な行動
	7　注意喚起を中心としたコミュニケーションの開始	自分から開始することがない／極めて乏しい	頻度が低い／弱い／一貫性に欠ける	**○**	頻度がやや高い／パニックや問題行動になることが時々ある	頻度が過度に高い／パニックや問題行動になることが頻繁にある	発声＋
	8　要求	ない／極めて乏しい	やや少ない／弱い／一貫性に欠ける		やや多い／一方的な要求になることがある／パニックや問題行動になることが時々ある	多い／一方的な要求になることが多い／パニックや問題行動になることが頻繁にある	欲しいものを直接取ろうとすることがある
	9　拒否・否定的な感情表現	ない／極めて乏しい	少ない／弱い／一貫性に欠ける		**○** やや多い／パニックや問題行動になることが時々ある	過度に多い／パニックや問題行動になることが頻繁にある	ビデオカメラが取りたい→叶わなくて寝転がって発声
	10　報告	ない／極めて乏しい	少ない／弱い／内容が限定的である等,一貫性に欠ける	**○**	やや多い／相手の反応に無関心な一方的な報告が時々ある	多い／相手の反応に無関心な一方的な報告が頻繁にある	Tに玩具を見せて反応を求める

A-3：継続性

機会なし	項目	ない・極めて乏しい (2)	弱い・一貫性に欠ける (1)	通常 (0)	やや過度・行動としてやや顕在化 (1)	過度・行動として顕在化 (2)	具体的な行動
	11　相互交渉,話題の維持	相互交渉がすぐ終わることが多い	相互交渉がすぐ終わる傾向にある／一貫性に欠ける	**○**	話題から逸脱する傾向にある／同じ相互交渉,話題を過度に長く続けることが時々ある	話題から逸脱することが多い／同じ相互交渉,話題を過度に長く続けることが頻繁にある	
	12　「わからない」（3語連鎖以上の理解可能なケースのみ）	黙る,無反応になることが多い	黙る,無反応になることが時々ある	**○** 該当せず	わからないのに答えることがやや目立つ／「え？」「わからない」となることがやや多い／逸脱等の行動になることがある／エコラリアになることがある	わからないのに答えることが目立つ／「え？」「わからない」となることが多い／逸脱等の行動になることが多い／エコラリアになることが多い	
	領域A　小計	**0**	**1**	**0**	**3**	**0**	領域A　計　**4**　点

図4-7　症例D　記述／評点化フォーム＜1＞

第四章 症例および結果の解釈について

対人コミュニケーション行動観察フォーマット（FOSCOM）記述／評点化フォーム＜2＞

氏名　　D　　　　評価日　2012．1．

B：他者への注目・距離・表情変化

項目	ない・極めて乏しい (2)	弱い・一貫性に欠ける (1)	通常 (0)	やや過度・行動としてやや顕在化 (1)	過度・行動として顕在化 (2)	具体的な行動
13 視線	合わない／合わないことが多い	合うべき場面で合わないことが時々ある／合う場面が限定的である		○ 合うが、過度に相手を見つめることが時々ある	合うが、過度に相手を見つめることが頻繁にある	受信課題時： − ± ⊕ #／発信時： − ± ⊕ #／質問一応答時： − ± ⊕ #／物の受渡時： − ± ⊕ #／自由場面時： − ± ⊕ #／その他： − ± + # ／Tに確認するようなアイコンタクトが見られる
14 体の向き，物理的な距離	体が相手に向いていない／相手と離れていることが多い	体が相手に向かないことがある／相手とやや離れていることに一貫性に欠ける		○ 体が相手に向くが，距離がやや近い傾向にある／近いことが頻繁にある	体が相手に向くが，距離が近い／近いことが頻繁にある	自分の隣にTを座らせようとすることが多い
15 社会的な距離感	近くならない	近くなりにくい傾向にある	○	近い傾向にある	近い	
16 ポジティヴな表情	みられない／極めて乏しい	やや少ない／弱いことが時々ある	○	みられるが，やや過度である／文脈的にやや不適切である	みられるが，過度である／文脈的に不適切である	
17 ネガティヴな表情	みられない／極めて乏しい	やや少ない／弱いことが時々ある	○	みられるが，やや過度である／文脈的にやや不適切である	みられるが，過度である／文脈的に不適切である	
18 複雑，微妙な表情 (はにかみ，照れ，親しみ)	みられない／極めて乏しい	やや少ない		○ みられるが，一定の表情がやや多い	みられるが，一定の表情が多い	課題中褒められると少し照れるような表情になる
19 全体の表情変化	ない／少ないことが多い	やや少ない	○	みられるが，やや過度である／文脈的にやや不適切である	みられるが，過度である／文脈的に不適切である	
領域B 小計	0	0	0	1	0	領域B 計　**1**　点

C：特徴的なコミュニケーション行動

項目	目立たない (0)	やや目立つ (1)	目立つ (2)	具体的な行動
20 身ぶり動作の乏しさ，不自然さ	○	やや目立つ	目立つ	うなずき + 首ふり ±／指さし − 首を傾ける +／その他：手招き，手さし／不自然な身ぶり：手をひっぱる −
21 不自然なプロソディ（速度，抑揚），声量，高さ	○	やや目立つ	目立つ	
22 特定の音韻パターンへの強い反応	○	やや目立つ	目立つ	
23 独語		○ やや目立つ	目立つ	
24 意図特定困難な発話，身ぶり	○	やや目立つ	目立つ	遊んでいる間の発声が多い
25 エコラリア（即時・遅延），反響動作	○	やや目立つ	目立つ	
26 パターン的，反復的な言語，身ぶり	○	やや目立つ	目立つ	
27 大人びた表現・難解な語の使用	○	やや目立つ	目立つ	
28 新作言語・独特な表現	○	やや目立つ	目立つ	
29 話題，興味，視点の偏り	○	やや目立つ	目立つ	
30 冗長な，まとまりのない，細部にわたる表現	○	やや目立つ	目立つ	
31 指示理解・状況理解の弱さや狭さ，独特さ	○	やや目立つ	目立つ	
	0	1	0	領域C 計　**1**　点

【その他観察された行動】

感覚刺激に関連する行動：　　　　　　　　　　　多動：
常同行動：　　　　　　　　　　　　　　　　　　衝動性：
自傷，他害行動：　　　　　　　　　　　　　　　遊びについて：ひとつひとつの遊びの持続時間は短い
不安：初めての場所に入るよう促すと，大人と一緒に入ろうとする　　その他：

図4-8　症例D　記述／評点化フォーム＜2＞

対人コミュニケーション行動観察フォーマット（FOSCOM）　サマリー

氏名　　**D**　　　　　男・**女**　年齢　　**7：0**
生年月日　**2005． 1．**　　評価日　**2012． 1．**　　評価者
医学的診断名：**精神遅滞（重度），難聴（重度）**
他の検査の情報：**＜S－S法＞：段階3－1，両耳平均聴力100dB以上（補聴器装用）**

＜下位領域別得点・総得点の目安＞
下位領域A（対人コミュニケーション行動の相互性とプロセス）
得点：　**4**　　点

所見少ない	所見あり	所見多い
0〜3	**4〜9**	10〜24

下位領域B（他者への注目・距離・表情変化）
得点：　**1**　　点

所見少ない	所見あり	所見多い
0〜1	2〜5	6〜14

下位領域C（特徴的なコミュニケーション行動）
得点：　**1**　　点

所見少ない	所見あり	所見多い
0〜1	2〜3	4〜24

総得点：　**6**　　点

少ない	やや少ない	やや多い	多い	非常に多い
0〜4	**5〜9**	10〜13	14〜19	20〜

　　　　　　　　　　　　　　　所見あり →

【観察された対人コミュニケーションパターン】　□あり　✓なし　＊複数該当あり
　□受動パターン
　□指示に対する応答性の困難顕在化パターン（要求，拒否の問題行動）
　□コミュニケーションの開始の困難パターン
　□弱い報告機能パターン
　□過剰な報告パターン（特定の話題への固執・冗長性・社会的距離感の近さ）

＜行動観察のまとめ＞
自分から周囲へ積極的に関わろうとすることが多く，相手からの反応にも注目していることが多い．興奮するとやや制止が難しくなり，過度にふざけるように見えることがあるが，少し見守ってから次の活動に誘うことで切り替えることができる．うなずき，首ふりなどの自然な身ぶりが多く見られるが，理解を伴っているかどうかが不確実な場面も多い．

＜他の領域からの情報を含めたまとめ・支援の方向性＞
視線や身ぶりを用いて周囲とコミュニケーションをとろうとする様子が多く見られ，他者とのやりとりを楽しむことができる．関わり手は，身ぶりなど音声以外の情報を多く用いるなど，難聴に配慮して統一した関わりを継続することが必要である．今後は，要求や拒否をより確実に周囲に伝達できるよう視覚的な手がかりを使用するなど，コミュニケーション手段についての検討を行うことができるとより望ましいと思われる．

図4-9　症例D　サマリー

第四章 症例および結果の解釈について

対人コミュニケーション行動観察フォーマット（FOSCOM）
記述／評点化フォーム＜1＞

図4-10　症例E　記述／評点化フォーム＜1＞

対人コミュニケーション行動観察フォーマット(FOSCOM)記述／評点化フォーム＜2＞

氏名　E　　　評価日　2011． 1．

B：他者への注目・距離・表情変化

項目	ない・極めて乏しい (2)	弱い・一貫性に欠ける (1)	通常 (0)	やや過度・行動として やや顕在化 (1)	過度・行動として 顕在化 (2)	具体的な行動
13　視線	合わない 合わないことが多い	合うべき場面で合わないことが時々ある 合う場面が限定的である		合うが、過度に相手を見つめることが時々ある ○	合うが、過度に相手を見つめることが頻繁にある	受信課題時： − ± ⊕ ＃ 発信時： − ± + ⊕ 質問一応答時： − ± ⊕ ＃ 物の受渡時： − ± + ⊕ 自由場面時： − ± + ＃ その他： − ± + ＃
14　体の向き，物理的な距離	体が相手に向いていない 相手と離れていることが多い	体が相手に向かないことがある 相手とやや離れている 一貫性に欠ける	○	体が相手に向くが、距離がやや近い傾向に 近いことが時々ある	体が相手に向くが、距離が近い 近いことが頻繁にある	
15　社会的な距離感	近くならない	近くなら○い傾向にある		近い傾向にある	近い	
16　ポジティヴな表情	みられない 極めて乏しい	やや少ない 弱いことが時々ある ○		みられるが、やや過度である 文脈的にやや不適切である	みられるが、過度である 文脈的に不適切である	
17　ネガティヴな表情	みられない 極めて乏しい	やや少ない 弱いことが時々ある ○		みられるが、やや過度である 文脈的にやや不適切である	みられるが、過度である 文脈的に不適切である	
18　複雑，微妙な表情 （はにかみ，照れ，親しみ）	みられない 極めて乏しい	やや少な○		みられるが、一定の表情がやや多い	みられるが、一定の表情が多い	
19　全体の表情変化	ない 少ないことが多い	やや少な○		みられるが、やや過度である 文脈的にやや不適切である	みられるが、過度である 文脈的に不適切である	
領域B 小計	0	3	0	1	0	領域B 計　4　点

C：特徴的なコミュニケーション行動

項目	目立たない (0)	やや目立つ (1)	目立つ (2)	具体的な行動
20　身ぶり動作の乏しさ，不自然さ	○	やや目立つ	目立つ	うなずき ＋ 首ふり ＋ 指さし ＋ 首を傾げる ＋ その他： 不自然な身ぶり：手をひっぱる
21　不自然なプロソディ（速度，抑揚），声量，高さ	○	やや目立つ	目立つ	
22　特定の音韻パターンへの強い反応	○	やや目立つ	目立つ	
23　独語	○	やや目立つ	目立つ	
24　意図特定困難な発話，身ぶり	○	やや目立つ	目立つ	
25　エコラリア（即時・遅延），反響動作	○	やや目立つ	目立つ	
26　パターン的，反復的な言語，身ぶり		やや目立つ	目立つ ○	教材を指さして保護者を見ることを繰り返す
27　大人びた表現・難解な語の使用	○	やや目立つ	目立つ	
28　新作言語・独特な表現	○	やや目立つ	目立つ	
29　話題，興味，視点の偏り		やや目立つ ○	目立つ	手にするクレヨンの交換を何度か求める
30　冗長な，まとまりのない，細部にわたる表現	○	やや目立つ	目立つ	
31　指示理解・状況理解の弱さや狭さ，独特さ		やや目立つ ○	目立つ	発信を促されるとうなずく反応となる
	0	2	2	領域C 計　4　点

【その他観察された行動】

感覚刺激に関連する行動：　　　　　　　　　　　多動：
常同行動：　　　　　　　　　　　　　　　　　　衝動性：
自傷，他害行動：　　　　　　　　　　　　　　　遊びについて：
不安：　　　　　　　　　　　　　　　　　　　　その他：

図4-11　症例E　記述／評点化フォーム＜2＞

対人コミュニケーション行動観察フォーマット（FOSCOM） サマリー

氏名　　E　　　　　　男・㊛　年齢　2:10
生年月日 2008. 2.　　評価日 2011. 1.　　評価者
医学的診断名：特定不能の広汎性発達障害，境界域，言語発達遅滞
他の検査の情報：新版K式発達検査：DQ77，＜S－S法＞：段階4－1

＜下位領域別得点・総得点の目安＞
下位領域A（対人コミュニケーション行動の相互性とプロセス）
得点：　**9**　点

所見少ない	所見あり	所見多い
0～3	**㊍4～9**	10～24

下位領域B（他者への注目・距離・表情変化）
得点：　**4**　点

所見少ない	所見あり	所見多い
0～1	**㊍2～5**	6～14

下位領域C（特徴的なコミュニケーション行動）
得点：　**4**　点

所見少ない	所見あり	所見多い
0～1	2～3	**㊍4～24**

総得点：　**17**　点

少ない	やや少ない	やや多い	多い	非常に多い
0～4	5～9	10～13	**㊍14～19**	20～

　　　　　　　　　　　　　　　　　　所見あり →

【観察された対人コミュニケーションパターン】　✓あり　□なし　＊複数該当あり
□受動パターン
✓指示に対する応答性の困難顕在化パターン（要求，拒否の問題行動）
□コミュニケーションの開始の困難パターン
□弱い報告機能パターン
□過剰な報告パターン（特定の話題への固執・冗長性・社会的距離感の近さ）

＜行動観察のまとめ＞
人からの働きかけに対する応答性は見られるものの，積極的に応じる様子はなく，人の目を見つめるような行動をとることがしばしばみられる．困難な課題では拒否的になる．自発的な発信は，教材を指さして保護者を反復的に見る行動はあるが，パターン的であり共感的な行動とは言い難い．日常では身ぶりを含めノンバーバルな手段は複数持ち合わせての発信があるとのことだが，自由場面ではEからの発信は一切みられず，場面や状況による違いは大きいことが予想される．

＜他の領域からの情報を含めたまとめ・支援の方向性＞
受信面に比し発信面の遅れがみられるが，年齢が2:10と低年齢であり，日常では音声での有意味語が同音反復レベルで数語みられ始めていることから，今後の言語面の伸びは期待される．当面は，音声以外の発信手段の確保，具体的には身ぶりや写真を使ったコミュニケーションが図れると望ましい．やりとりが一方的であること，マイペースさや問題行動がみられることから，今後は対人コミュニケーションでの課題が顕在化してくる可能性もあると思われ，経過をみていく必要があるだろう．

図4-12　症例E　サマリー

対人コミュニケーション行動観察フォーマット（FOSCOM）
記述／評点化フォーム＜1＞

氏名　F　　男・⊛　年齢　4：3　　　　　総得点　20　点
評価者　　　　　評価日　2011．3．

A：対人コミュニケーション行動の相互性とプロセス
A-1：他者からの働きかけに対する反応（応答性）

機会なし	項目	ない・極めて乏しい (2)	弱い・一貫性に欠ける (1)	通常 (0)	やや過度・行動としてやや顕在化 (1)	過度・行動として顕在化 (2)	具体的な行動
	1　身体的な遊びへの誘いかけに対する反応	反応しない・喜ばない・反応自体が不明確である	喜ぶもののその程度が弱い○・期待が弱い・反応の一貫性に欠ける		やや過度に興奮する・過度に興奮することが時々ある・嫌がることがある	過度に興奮することが頻繁にある・嫌がることが多い	子どもの両腕をもってふる→応じるが表情変化なし
	2　材料を用いた遊びへの誘いかけに対する反応	反応しない・喜ばない・反応自体が不明確である	喜ぶもののその程度が弱い・期待が弱い・一貫性に欠ける○・材料や働きかけの意味を理解することが弱い		やや過度に興奮する・過度に興奮することが時々ある・嫌がることがある	過度に興奮することが頻繁にある・嫌がることが多い	飛行機→無反応 はさみ→しばらくしてから相手の髪を切る身ぶり
	3　うなずきを伴う返事 （音声言語が理解可能なケースのみ）	反応しないことが多い	反応しないことがある・返事はするが浮動的である・タイミングが遅い・うなずきが弱い	該当せず○	言われていることがわからなくても返事をすることが時々ある・エコラリアになることがある	言われていることがわからなくても返事をすることが頻繁にある・エコラリアになることが多い	T：勉強していい？→C：「いいよ」 T：簡単？→C：「うん」
	4　課題，指示などへの反応	期待される以上に取り組む傾向が顕著にある	期待される以上に取り組む傾向にある・一貫性に欠ける		逸脱することがある○・嫌がることがある	逸脱することが多い・嫌がることが多い	検査内容が難しくなると離席。着席を促すと席につくものの、検査の継続は困難
	5　あいさつに対する反応	応じない・応じないことが多い	応じないことがある・一貫性に欠ける○		過度にていねいなあいさつをする傾向がある	過度にていねいなあいさつをする傾向が顕在化にある	Tこんにちは→無反応→Tこんにちは→無反応 Tさようなら→＋
	6　活動の終了への反応	嫌なはずなのに抵抗せずに終了する傾向が顕著である	嫌なはずなのに抵抗せずに終了する傾向にある		時折、抵抗を示す・やや頑なを示すのの、説明すると終了する○	抵抗を示すことが多い・説明しても終了しないことが多い	発信課題時に次々に発信あり、次に移りにくい 自由時間の終了はスムーズ

A-2：他者への働きかけ（意思表示）

機会なし	項目	ない・極めて乏しい (2)	弱い・一貫性に欠ける (1)	通常 (0)	やや過度・行動としてやや顕在化 (1)	過度・行動として顕在化 (2)	具体的な行動
	7　注意喚起を中心としたコミュニケーションの開始	自分から開始することがない・極めて乏しい	頻度が低い・弱い・一貫性に欠ける	○	頻度がやや高い・パニックや問題行動になることが時々ある	頻度が過度に高い・パニックや問題行動になることが頻繁にある	
	8　要求	ない・極めて乏しい	やや少ない・弱い・一貫性に欠ける	○	やや多い・一方的な要求になることがある・パニックや問題行動になることが時々ある	多い・一方的な要求になることが多い・パニックや問題行動になることが頻繁にある	積木課題時「トンネルつくる」
	9　拒否・否定的な感情表現	ない・極めて乏しい	少ない・弱い・一貫性に欠ける		やや多い○・パニックや問題行動になることが時々ある	過度に多い・パニックや問題行動になることが頻繁にある	おもちゃを見せると「やだ」 疲れ、検査内容が難しくなると離席。着席を促すと席につくものの、検査の継続は困難。
	10　報告	ない・極めて乏しい	少ない・弱い・内容が限定的である等・一貫性に欠ける		やや多い・相手の反応に無関心な一方的な報告が時々ある	多い・相手の反応に無関心な一方的な報告が頻繁にある○	パズルを完成し、「できた」発信課題時、質問一応多時コメント多い。色名発信時「りんごってあかよりんごってちゃいろとあか」

A-3：継続性

機会なし	項目	ない・極めて乏しい (2)	弱い・一貫性に欠ける (1)	通常 (0)	やや過度・行動としてやや顕在化 (1)	過度・行動として顕在化 (2)	具体的な行動
	11　相互交渉，話題の維持	相互交渉がすぐ終わることが多い	相互交渉がすぐ終わる傾向にある・一貫性に欠ける		話題から逸脱する傾向にある○・同じ相互交渉、話題を過度に長く続けることが時々ある	話題から逸脱することが多い・同じ相互交渉、話題を過度に長く続けることが頻繁にある	桃太郎の話→「バカってだいちゃんうまれてきた」→桃太郎の話ね→「ももたろうってこわくないよ　おにぼい」→桃太郎の話ね、次は→「うみざぶん　うみっていかとたこいるんだよ」
	12　「わからない」 （3語連鎖以上の理解可能なケースのみ）	黙る、無反応になることが多い	黙る、無反応になることが時々ある	○	わからないのに答えることがやや目立つ・「え？」「わからない」となることがやや多い・逸脱等の行動になることがある・エコラリアになることがある	わからないのに答えることが目立つ・「え？」「わからない」となることが多い・逸脱等の行動になることが多い・エコラリアになることが多い	「え、つぼみ？」
	領域A　小計	0	3	0	4	2	領域A　計　9　点

図4-13　症例F　記述／評点化フォーム＜1＞

第四章 症例および結果の解釈について

対人コミュニケーション行動観察フォーマット（FOSCOM）記述／評点化フォーム＜2＞

氏名　　F　　　　評価日　2011．3．

B：他者への注目・距離・表情変化

項目	ない・極めて乏しい (2)	弱い・一貫性に欠ける (1)	通常 (0)	やや過度・行動としてやや顕在化 (1)	過度・行動として顕在化 (2)	具体的な行動
13　視線	合わない／合わないことが多い	合うべき場面で合わないことが時々ある／合う場面が限定的である ◯		合うが、過度に相手を見つめることが時々ある	合うが、過度に相手を見つめることが頻繁にある	受信課題時：－ ⊕ ＋ ＋＋ 発信時：－ ± ＋ ＋＋ 質問一応答時：－ ⊕ ＋ ＋＋ 物の受渡時：－ ⊕ ＋ ＋＋ 自由場面時：－ ⊕ ＋ ＋＋ その他：－ ⊕ ＋ ＋＋
14　体の向き、物理的な距離	体が相手に向いていない／相手と離れていることが多い	体が相手に向かないことがある／相手とやや離れている／一貫性に欠ける	◯	体が相手に向くが、距離がやや近い傾向に ある／近いことが時々ある	体が相手に向くが、距離が近い／近いことが頻繁にある	
15　社会的な距離感	近くならない	近くなりにくい傾向にある ◯		近い傾向にある	近い	
16　ポジティヴな表情	みられない／極めて乏しい ◯	やや少ない／弱いことが時々ある		みられるが、やや過度である／文脈的にやや不適切である	みられるが、過度である／文脈的に不適切である	お絵かきを発展させて描いているが表情変化なし
17　ネガティヴな表情	みられない／極めて乏しい ◯	やや少ない／弱いことが時々ある		みられるが、やや過度である／文脈的にやや不適切である	みられるが、過度である／文脈的に不適切である	嫌な時、疲れている時にも表情変化なし
18　複雑、微妙な表情（はにかみ、照れ、親しみ）	みられない／極めて乏しい ◯	やや少ない		みられるが、一定の表情がやや多い	みられるが、一定の表情が多い	課題時、自由場面でほめても変化なし
19　全体の表情変化	ない／少ないことが多い ◯	やや少ない		みられるが、やや過度である／文脈的にやや不適切である	みられるが、過度である／文脈的に不適切である	全体的に表情変化なし
領域B　小計	8	1	0	0	0	領域B　計　9　点

C：特徴的なコミュニケーション行動

項目	目立たない (0)	やや目立つ (1)	目立つ (2)	具体的な行動
20　身ぶり動作の乏しさ、不自然さ	◯	やや目立つ	目立つ	うなずき ＋　首ふり ＋ 指さし ＋　首を傾げる － その他： 不自然な身ぶり：手をひっぱる
21　不自然なプロソディ（速度、抑揚）、声量、高さ	◯	やや目立つ	目立つ	
22　特定の音韻パターンへの強い反応	◯	やや目立つ	目立つ	
23　独語	◯	やや目立つ	目立つ	
24　意図特定困難な発話、身ぶり	◯	やや目立つ	目立つ	
25　エコラリア（即時・遅延）、反響動作	◯	やや目立つ	目立つ	
26　パターン的、反復的な言語、身ぶり	◯	やや目立つ	目立つ	
27　大人びた表現・難解な語の使用	◯	やや目立つ	目立つ	
28　新作言語・独特な表現	◯	やや目立つ	目立つ	
29　話題、興味、視点の偏り	◯	やや目立つ	目立つ	
30　冗長な、まとまりのない、細部にわたる表現		やや目立つ	目立つ ◯	大小「ちいさいりんごだいすき」色「ぐりーんぶどうはぐりーん」
31　指示理解・状況理解の弱さや狭さ、独特さ	◯	やや目立つ	目立つ	
	0	0	2	領域C　計　2　点

【その他観察された行動】

感覚刺激に関連する行動：　　　　　　　　　多動：
常同行動：　　　　　　　　　　　　　　　　衝動性：
自傷、他害行動：　　　　　　　　　　　　　遊びについて：虫の絵を描いて過ごす
不安：　　　　　　　　　　　　　　　　　　その他：

図4-14　症例F　記述／評点化フォーム＜2＞

対人コミュニケーション行動観察フォーマット(FOSCOM) サマリー

氏名　F　　　(男)・女　　年齢　4:3
生年月日 2006. 12.　　評価日 2011. 3.　　評価者
医学的診断名：広汎性発達障害(下位分類不詳)
他の検査の情報：新版K式発達検査2001：DQ72, ＜S-S法＞：段階4-2

＜下位領域別得点・総得点の目安＞
下位領域A（対人コミュニケーション行動の相互性とプロセス）
得点：9点

所見少ない	所見あり	所見多い
0～3	(4～9)	10～24

下位領域B（他者への注目・距離・表情変化）
得点：9点

所見少ない	所見あり	所見多い
0～1	2～5	(6～14)

下位領域C（特徴的なコミュニケーション行動）
得点：2点

所見少ない	所見あり	所見多い
0～1	(2～3)	4～24

総得点：20点

少ない	やや少ない	やや多い	多い	非常に多い
0～4	5～9	10～13	14～19	(20～)

→ 所見あり

【観察された対人コミュニケーションパターン】　☑あり　□なし　＊複数該当あり
　□受動パターン
　□指示に対する応答性の困難顕在化パターン（要求，拒否の問題行動）
　□コミュニケーションの開始の困難パターン
　□弱い報告機能パターン
　☑過剰な報告パターン（特定の話題への固執，冗長性，社会的距離感の近さ）

＜行動観察のまとめ＞
課題には，最後まで応じるものの，直接的・間接的な遊びの誘いかけ等の他者からの働きかけには応じにくく，無反応である．他者への働きかけについては，要求や拒否は可能だが，報告は過剰で，話は逸脱しやすく，一方的である．表情は全体的に乏しく，発展させながら遊んでいるような場面でも表情変化がみられない．

＜他の領域からの情報を含めたまとめ・支援の方向性＞
家庭や個別場面では，要求や拒否（発語や離席等の行動）が可能で，拒否の場合には見通しがもてると取り組むことができる場合がある．一方，集団場面では，要求や拒否はほとんどなく，他児を叩く等のトラブルがある．また，予定がわかると落ち着いているようだが，予定の変更には応じることが困難であるとのことであった．要求や拒否は発語に限定せずに使用を促し，使用できる場面を拡大していく．家庭や集団場面では，絵や写真を用いて，スケジュールを示してもらう．予定の変更の可能性がある場合にも絵や写真を用いて説明をするなどの支援が必要だろう．

図4-15　症例F　サマリー

FOSCOMの結果の解釈と支援の方向性について

FOSCOMの結果の解釈には以下の点を考慮する必要がある．

1）他の情報源，領域を考慮する

FOSCOMは，対人・コミュニケーション行動の行動観察に関する一つの情報源である．従って，FOSCOMだけでなく，集団場面の情報，保護者からの聞き取りなど他の情報源，あるいは他の領域の情報を加味して，支援の方向性と結びつけて考える必要がある．

2）適切な目標設定をする

通常の評価基準に近づけることが必ずしも，直接支援の方向性を示すことにはならない．FOSCOMは，「子どもの対人コミュニケーション行動の特徴を把握する」ためのものであり，通常と異なる行動を単純に通常と考えられる行動に置き換えることを支援の目標におくことは適切とは言えない．あくまで，子どもの行動を可能な限り正確に捉え，その行動の意味を理解するための手がかりとして用いるべきである．例えば，エコラリアや独語が多いから言って，それらを目立たなくすることが目標にはならない．一方で，おおまかな支援の方向性を示す一つの目安にはなり得る．例えば，要求や報告が少ない（過小・潜在的にチェックがつく場合）ケースにおいて，要求や報告が増えることを目標にすることは，適切な目標設定になり得る．また，項目１２のわからない時に「わからない」と言えない場合に，「わからない」という修正方略を支援プログラムに組み込むことも，場合によってはあり得ることである．しかし，そういった場合でも，他の項目，情報源，領域における情報を加味して，コミュニケーション上の課題の優先順位を決めていくことが必要である．

3）時間的な変化を複眼的にみる

FOSCOMでは，子どもの縦断的な研究は行っていない．しかし，年齢や言語発達の変化に伴い，通常と異なる行動の表れ方に変化があると考えている．その根拠として，3章におけるFOSCOMの妥当性，信頼性におけるデータが挙げられる．下位領域AとBの得点は，IQ(DQ)および言語発達と負の相関がある一方で，下位領域Cにおける得点は必ずしもその傾向を示していないことが挙げられる．このことは，低年齢で言語発達のまだ初期的な段階のケースが，加齢と言語発達の伸びに伴い，下位領域AあるいはBで通常と異なる所見が減っていっても，下位領域Cでの所見が目立ってくる場合もあるこ

とを示唆する．

　このことから，対人コミュニケーション行動の時間的な変化を複眼的にみること，必ずしも，言語発達の伸びに伴い FOSCOM の得点が減少する訳ではないことを念頭に置いて解釈する必要がある．

文献

1. ローナ・ウイング（久保紘章，佐々木正美，清水康夫訳）：自閉症スペクトル－親と専門家のためのガイドブック，東京書籍，1998
2. 高橋三郎，大野裕，染矢俊幸　訳：DSM－Ⅳ－TR　精神疾患の診断・統計マニュアル，医学書院，2003
3. 融道男，中根允文，小見山実　訳：ICD－10　精神および行動の障害－臨床記述と診断のガイドラインー，医学書院，1993
4. Lord C：Diagnostic instruments in autistic spectrum disorders. In：Handbook of autism and pervasive developmental disorders, third edition (eds Volkmar F. R, Paul R, Klin A, et al.). John Wiley & Sons：730－771, 2005
5. 小寺富子，倉井成子，佐竹恒夫ら：国リハ式＜S－S法＞言語発達遅滞検査マニュアル（改訂第4版），エスコアール，1998
6. 佐竹恒夫：コミュニケーションのフレームワーク，言語発達遅滞研究3号，エスコアール，1997
7. Bruner J：The formats of language acquisition. American Journals of Semiotics, Vol.1, No.3：1－16, 1982
8. Kanner L：Autistic disturbances of affective contact：Nervous Child 2：217－250, 1943
9. L カナー：幼児自閉症の研究，10－55，黎明書房，2001
10. Asperger H：Die autistischen Psychopathen im Kindesalter. Archive für Psychiatrie und Nervenkrankheiten 117：76－136, 1944
11. 佐竹恒夫，東江浩美，知念洋美：質問－応答関係検査，エスコアール，1997
12. 上野一彦，名越斉子，小貫悟：絵画語い発達検査，日本文化科学社，2008
13. 東川健：対人・コミュニケーション行動の行動観察に基づく評価の試み．横浜市リハビリテーション事業団研究紀要19：101－104, 2008
14. 東川健：社会性・コミュニケーションの行動観察に基づく評価の試み．第9回日本言語聴覚士協会総会・日本言語聴覚学会プログラム・抄録集：111, 2008
15. 古森一美，池田泰子，宇井円ら：対人・コミュニケーション関係観察フォーマットの作成に向けて（報告1）－枠組み・内容・手続きの紹介－．第11回日本言語聴覚士協会総会・日本言語聴覚学会プログラム・抄録集：206, 2010
16. 東川健，池田泰子，宇井円ら：対人・コミュニケーション関係観察フォーマットの作成に向けて（報告2）－ケースへの適用－．第11回日本言語聴覚士協会総会・日本言語聴覚学会プログラム・抄録集：206, 2010

著者プロフィール

東川　健（とうかわ　たけし）
横浜市西部地域療育センター

宇佐美　慧（うさみ　さとし）
東京大学大学院教育学研究科

宇井　円（うい　まどか）
旭中央病院

梶縄　広輝（かじなわ　ひろき）
横浜市総合リハビリテーションセンター

古森　一美（こもり　ひとみ）
児童発達支援支援センター　セレン学園

田中　里実（たなか　さとみ）
国立障害者リハビリテーションセンター

付録のCDにつきましては、図書館や公共施設など、営利を目的としない場合に限り、貸し出しを許可します。

対人コミュニケーション行動観察フォーマット

2013年8月 8日　初版第1刷　発行
2022年4月25日　初版第2刷　発行

著　者　東川　健、宇佐美慧、宇井　円
　　　　梶縄広輝、古森一美、田中里実
協　力　NPO法人言語発達障害研究会
発行者　鈴木峰貴
発行所　株式会社エスコアール
　　　　千葉県木更津市畑沢2-36-3
電　話　販売　0438-30-3090　FAX　0438-30-3091
　　　　URL　https://escor.co.jp
印刷所　株式会社明正社

©東川　健、宇佐美慧、宇井　円、梶縄広輝、古森一美、田中里実　2013　ISBN978-4-900851-69-6
落丁本、乱丁本は弊社出版部にてお取り替えいたします。